OTOSKLEROSE

AUFKLÄRUNG STATT ANGST

Mit Erfahrungsberichten von Betroffenen der Ohrenkrankheit

Tabea Lettau

Lektorat: Reinhold Vogt
Umschlaggestaltung: Fabio Vogt
Umschlagmotiv: © gomolach – stock.adobe.com
Foto der Autorin: Katharina Hein

ISBN: 978-3-9823710-0-9

Tabea Lettau
Karl-Conrad-Weg 14
51545 Waldbröl
Deutschland
mail@tabea-lettau.de

Für Fabio und meine Mama,
die mich zu sämtlichen Krankenhaus-Terminen
begleitet und mir vor und nach meinen Operationen
viel Kraft gegeben haben.

Inhalt

Kapitel 1 Einleitung 7
Kapitel 2 Das Ohr: Anatomie und Funktion 13
Kapitel 3 Stadien der Schwerhörigkeit 23
Kapitel 4 Die Otosklerose 31
4.1 Ursache 35
4.2 Symptome 38
4.3 Diagnose 42
4.4 Behandlung: Hörgeräte und Operation 51
4.5 OP: Aussichten und Risiken 60
4.6 Ablauf und Verhalten nach der OP 67
4.7 Hörverschlechterung nach der OP 72
Kapitel 5 Umgang mit Ohrgeräuschen 77
Kapitel 6 Persönliche Erfahrungsberichte 97
6.1 Erfahrungsbericht der Autorin Tabea 101
6.2 Erfahrungsbericht von Alina 133
6.3 Erfahrungsbericht von Steffi 145
6.4 Erfahrungsbericht von Tatjana 157
6.5 Erfahrungsbericht von Annabel 171
6.6 Erfahrungsbericht von Natascha 187
Kapitel 7 Abschlussimpuls 197
Über die Autorin 201
Glossar 203
Literaturverzeichnis 211
Haftungsausschluss 214

KAPITEL 1

Einleitung

Konzentriert drückte ich den Button, der in meiner Hand lag – und zwar jedes Mal, wenn ich einen Piep-Ton hörte. Dass ich mit meinem linken Ohr seit ein paar Wochen im Alltag schlechter hören konnte als mit meinem rechten, hatte ich bereits selbst festgestellt. Deswegen saß ich beim Arzt. Wenige Minuten später bestätigte mir das Hörtestergebnis diese Feststellung Schwarz auf Weiß. Der Arzt schickte mich erneut in die Kabine zum Hörtest. Dieses Mal sollte ich jedoch keine Kopfhörer über meine Ohren ziehen. Stattdessen platzierte die freundliche Arzthelferin ein Metallgestell hinter meinem linken Ohr. Erneut drückte ich auf den Button, sobald ich einen Ton über das Gerät hinter meinem Ohr wahrnahm. Bis zu dem Zeitpunkt wusste ich gar nicht, dass wir Menschen auch über den Knochen hören können und war überrascht. Nicht nur wegen dieser Tatsache, sondern auch, weil ich die Töne nun deutlich besser hören konnte als über die Kopfhörer.

„Sie leiden vermutlich unter Otosklerose, Frau Lettau“, ich erinnere mich an die Worte des Arztes, als wäre es gestern gewesen.

„Otos-was?“, fragte ich.

„Otosklerose – eine Erkrankung in Ihrem Ohr, die durch Knochenumbauprozesse zu Schwerhörigkeit und langfristig sogar zu Taubheit führen kann“, antwortete der Arzt, „Die einzige Möglichkeit, das Fortschreiten dieser Krankheit zu unterbrechen und Ihr Hörvermögen ohne Hörgeräte zu verbessern, ist eine Operation. Wirksame Medikamente gibt es für die Otosklerose nicht.“

Er drückte mir einen Überweisungsschein für ein spezialisiertes Krankenhaus in die Hand und schrieb auf meine Bitte die genaue Bezeichnung der Krankheit auf einen Zettel. Obwohl er das Wort bereits dreimal ausgesprochen hatte, konnte ich es mir immer noch nicht merken.

„O-to-skle-ro-se“, las ich Silbe für Silbe flüsternd vom Zettel ab.

Völlig perplex und überfordert verließ ich die Praxis. Zuhause schaltete ich zuerst meinen Laptop an und las im Internet nach, was es mit dieser Krankheit auf sich hat. Mühselig habe ich mir auf unzähligen Webseiten Informationen zusammengesucht. Aus heutiger Sicht hätte ich mir damals gewünscht, ein Buch wie dieses zu finden. Ein Buch, das mich umfassend und vor allem gebündelt über meine Krankheit aufklärt und aus der Erfahrung einer betroffenen Person heraus geschrieben ist.

Um dies zu ändern und anderen Betroffenen und deren Angehörigen eine Unterstützung nach ihrer Verdachtsdiagnose zu sein, schreibe ich diese Zeilen. Denn ich finde es erschreckend, wie viele Bücher es zu sämtlichen, teilweise oberflächlichen Themen gibt, während Menschen mit einer folgenschweren Krankheit im Dunkeln tappen und sich wichtige Informationen im Internet zusammensuchen oder bei Arztbesuchen Stück für Stück erfragen müssen.

Beim Schreiben habe ich daher viel Wert darauf gelegt, Fragen zu klären, die ich mir selbst als Betroffene während meines Krankheitsverlaufs stellte. Dabei habe ich versucht, die Otosklerose und ihre Behandlung so detailliert, aber auch so einfach wie möglich zu erklären – ohne ins Fachchinesisch abzudriften. Dennoch wirst du auf einige medizinische Begriffe stoßen, um dich wirklich mit der Krankheit vertraut machen zu können. Alle Fachbegriffe sind bereits im Text erklärt. Zusätzlich findest du am Ende des Buchs ein alphabetisch sortiertes Glossar.

Neben Informationen über die Otosklerose, ihren Verlauf und Behandlungsaussichten war es mir besonders wichtig, auch meine persönliche Geschichte zu offenbaren. Zum einen, um die Krankheit greifbarer zu machen, zum anderen, um aufzuzeigen, wie unterschiedlich das Ergebnis eines operativen Eingriffs ausfallen kann. Aus diesem Grund habe ich auch weitere Betroffene interviewt, die ihre eigene Story in diesem Buch mit uns teilen. Denn Fakt ist: Die Otosklerose ist eine vergleichsweise seltene Erkrankung mit ganz unterschiedlichen Verläufen. Oftmals bringt sie sogar lebensverändernde Situationen mit sich. Deswegen ist es für uns alle umso wichtiger, eines zu wissen:

Wir sind damit nicht allein!

Wenn du diese Zeilen liest, wirst du dich wahrscheinlich selbst an irgendeinem Punkt deines Weges mit der Otosklerose befinden. Vielleicht hast du gerade erst die Verdachtsdiagnose erhalten. Vielleicht lebst du auch schon eine Weile mit der Krankheit und ihren Symptomen. Vielleicht wurdest du sogar bereits einmal oder mehrmals operiert. Falls du dich danach sehnst, dich mit anderen Betroffenen auszutauschen, deine Fragen zu stellen, Erfahrungsberichte über Kliniken zu lesen oder deine Gedanken zu äußern, dann schau gerne in der Community bzw. dem Forum für Otosklerose-Betroffene vorbei:

https://austausch.otosklerose-erfahrung.de

Wie die Idee dazu entstand und was genau es mit dem Forum auf sich hat, erfährst du in der Einleitung zum Kapitel 6 „Persönliche Erfahrungsberichte“. Und bevor es nun richtig losgeht und wir die Otosklerose gemeinsam unter die Lupe nehmen, noch ein wichtiger Hinweis:

Dieses Buch dient nicht der Selbstdiagnose und ersetzt keine ärztliche Aufklärung (siehe Haftungsausschluss). Das Buch soll dir vielmehr helfen, deine Krankheit besser zu verstehen. Es soll dir aufzeigen, wie andere Betroffene mit der Krankheit umgehen, und es soll dich während deiner ärztlichen Behandlung mit hilfreichen Hintergrundinfos und ermutigenden Impulsen begleiten.

Gender-Hinweis:

Aus Gründen der besseren Lesbarkeit habe ich auf die gleichzeitige Verwendung der Sprachformen männlich, weiblich und divers (m/w/d) verzichtet. Mit diesem Hinweis möchte ich darauf aufmerksam machen, dass sämtliche Personenbezeichnungen gleichermaßen für alle Geschlechter gelten und sich diese an den jeweiligen Stellen selbstverständlich angesprochen fühlen dürfen.

KAPITEL 2

Das Ohr: Anatomie und Funktion

Um zu verstehen, was genau es mit der Otosklerose auf sich hat, machen wir zunächst einen Ausflug in das Innere unseres Gehörgangs. In diesem Kapitel schauen wir uns detailliert an, wie ein gesundes Ohr aufgebaut ist und wie es funktioniert. Es ist ein sehr komplexes Organ, das sich im Felsenbein befindet. Das Felsenbein ist ein Knochenabschnitt der Schädelbasis (siehe Abbildung 1). Zunächst können wir das Ohr grob in die folgenden drei Bereiche gliedern:

- **Äußeres Ohr:** Hierbei handelt es sich um den äußerlich sichtbaren Teil des Ohrs (Ohrmuschel), den Gehörgang und die Außenseite des Trommelfells. Über diesen Bereich werden Töne in Form von Schallwellen aufgenommen, getrichtert und zum Mittelohr geleitet.
- **Mittelohr:** Das Mittelohr beginnt hinter dem Trommelfell und umfasst die drei Gehörknöchel-

chen Hammer, Amboss und Steigbügel. Ihre Aufgabe ist es, die Schwingungen von Tönen und Geräuschen bzw. Schallwellen an das Innenohr weiterzuleiten.

- **Innenohr:** Hier befinden sich das eigentliche Hörorgan, die Hörschnecke, und das Gleichgewichtsorgan. Die über den Knochen hinter dem Ohr und das Mittelohr weitergeleiteten Schallwellen werden in diesem Bereich in Nervenreize umgewandelt und an das Gehirn gesendet.

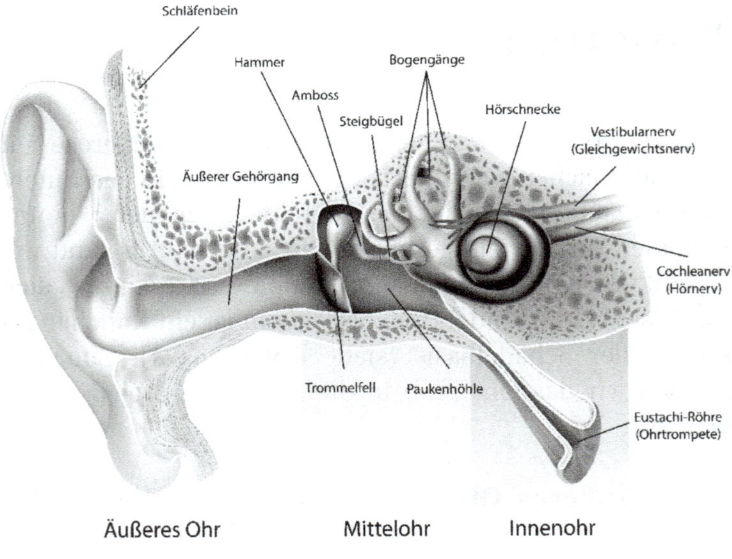

Abbildung 1: Ohr-Anatomie (peterjunaidy – stock.adobe.com)

Äußeres Ohr

Zum äußeren Ohr gehören die Ohrmuschel und der Gehörgang (inklusive der Außenseite des Trommelfells), auch wenn dieser im Schädel liegt. Die Ohrmuschel besteht aus elastischem Knorpel. Wenn du dir dein Ohr genau anschaust, fällt dir vermutlich auf, dass der Aufbau einem Trichter in Richtung Gehörgang ähnelt. Diese Form ist natürlich nicht zufällig. Denn die Aufgabe der Ohrmuschel ist es, Töne zu orten, aufzunehmen und durch den Gehörgang über das Trommelfell an das Mittelohr zu leiten. Aufgrund der verschiedenen Ebenen und Vertiefungen der Ohrmuschel können von außen kommende Schallwellen reflektiert und getrichtert werden.

Der Gehörgang besteht bis zum Trommelfell aus einem äußeren Knorpelanteil und einem inneren knöchernen Anteil und ist insgesamt circa 3 cm lang.[1] Das ist nicht sonderlich lang, weshalb die Verletzungsgefahr des Trommelfells bei der Verwendung eines Wattestäbchens zur Reinigung ziemlich hoch ist. Ratsam ist es daher, Wattestäbchen oder andere Instrumente zur Ohrenschmalzentfernung innerhalb des Gehörgangs gänzlich zu vermeiden.

Das Trommelfell kannst du dir wie eine dünne Haut (Membran) vorstellen, die deinen Gehörgang vom Mittelohr trennt. Sie ist nur rund 0,1 mm dünn, hat einen Durchmesser von circa 9 bis 10 mm an der längsten Stelle und eine Gesamtfläche von rund 85 mm^2, wobei nur circa 55 mm^2 Schall aufnehmen können.[2]

---

[1] Vgl. Böck, Katja Isabelle: Optische Messungen von Trommelfellbewegungen für die Entwicklung objektiver Anpassverfahren von MittelohrHörimplantaten. Dissertation, Medizinische Fakultät, Martin-Luther-Universität Halle-Wittenberg, 2020, [online] https://opendata.uni-halle.de/bitstream/1981185920/34229/1/Dissertation%20Katja%20B%C3%B6ck%20ULB.pdf (Stand: 01.07.2021), S. 13.

Was zunächst unspektakulär klingt, ist in Wirklichkeit ein hochkomplexes Häutchen unseres Körpers. Denn das Trommelfell besteht nicht nur aus verschiedenen Schichten, sondern verfügt auch über eine äußerst sensible Nervenversorgung. Berührungen oder Verletzungen können somit schmerzhaft sein und teilweise sogar Übelkeit oder Ohnmacht auslösen. Zudem ist das Trommelfell keine gespannte, gerade Membran. Es sieht vielmehr aus wie ein nach innen (ins Mittelohr) geformter Trichter, an dessen tiefstem Punkt das erste Gehörknöchelchen verwachsen ist: der Hammer.[3] Genau an dieser Stelle beginnt das Mittelohr.

Mittelohr

Das Mittelohr ist sozusagen die Verbindung zwischen dem äußeren Ohr und dem Innenohr. Du kannst es dir wie eine mit Luft gefüllte und Schleimhaut ausgekleidete Höhle vorstellen. Diese nennt sich in der Fachsprache Paukenhöhle und ist über die Eustachi-Röhre, auch Ohrtrompete genannt, mit dem Rachen verbunden.[4] Über diese Verbindung findet der Druckausgleich statt, den du sicher von einer Flugzeuglandung oder vom Tauchen kennst.

---

[3] Vgl. Böck, 2020, S. 13.
[4] Vgl. Böck, 2020, S. 14.

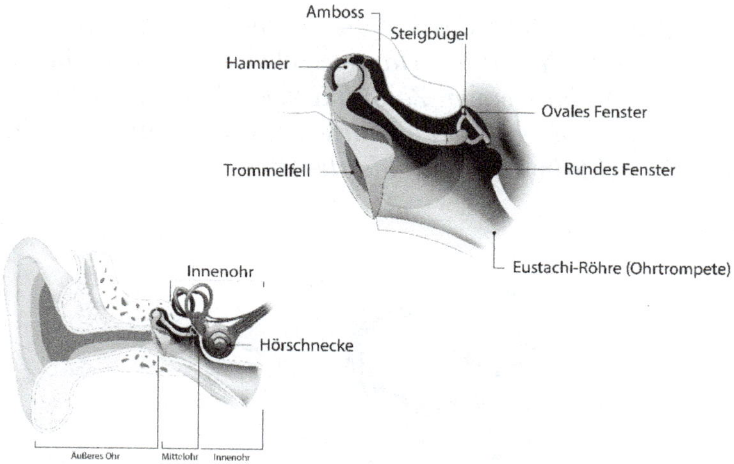

Abbildung 2: Mittelohr (designua – stock.adobe.com)

Die Hauptakteure des Mittelohrs sind für unser Thema die drei Gehörknöchelchen Hammer (lat. Malleus), Amboss (lat. Incus) und Steigbügel (lat. Stapes), die sich in dieser Höhle befinden und wie eine Kette miteinander verbunden sind. Ausgangspunkt der Kette ist die Stelle, an der der Griff des Hammers mit der Innenseite des Trommelfells verwachsen ist. Der Hammer ist mit dem Amboss verbunden und der Amboss wiederum mit dem Steigbügel. Der Steigbügel ist mit rund 3 mm Länge nicht nur der kleinste Knochen des Ohrs, sondern des gesamten menschlichen Körpers. Er bildet die letzte Station der Gehörknöchelchenkette und ist über seine Fußplatte mit dem ovalen Fenster verbunden. Das ovale Fenster ist eine Membran (ein feines Häutchen), die den Übergang zum Innenohr darstellt.

***Funfact:** Die Optik des Steigbügels macht seinem Namen alle Ehre. Während der Hammer eher einer Keule ähnelt und der Amboss einem Zahn mit zwei Wurzeln, sieht der Steigbügel mit seiner Fußplatte tatsächlich aus wie die Steigbügel-Miniatur eines Pferdesattels.*

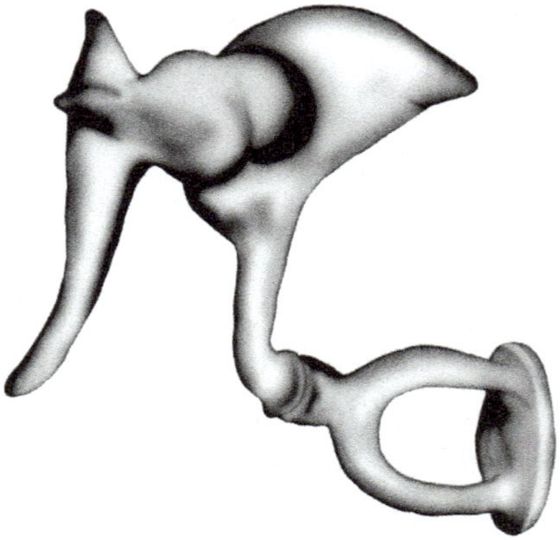

Abbildung 3: Gehörknöchelchen (elvira gerecht – stock.adobe.com)

Die einzelnen Gehörknöchelchen sind nicht steif aneinandergereiht, sondern durch Muskeln, Bänder und Gelenke beweglich miteinander verbunden. Diese Beweglichkeit ist ausschlaggebend, um die Schwingungen des Trommelfells aufzunehmen und weiterleiten zu können, damit sie das Innenohr erreichen.

Da das Innenohr, anders als das Mittelohr, mit einer Flüssigkeit gefüllt ist, ist zudem eine Signalverstärkung notwendig. Die entsteht einerseits durch die Hebelwirkung der Gehörknöchelchen, andererseits dadurch, dass das

Trommelfell eine größere Fläche aufweist als das ovale Fenster.[5] So kommt es zu einer Schalldruckerhöhung.

Innenohr

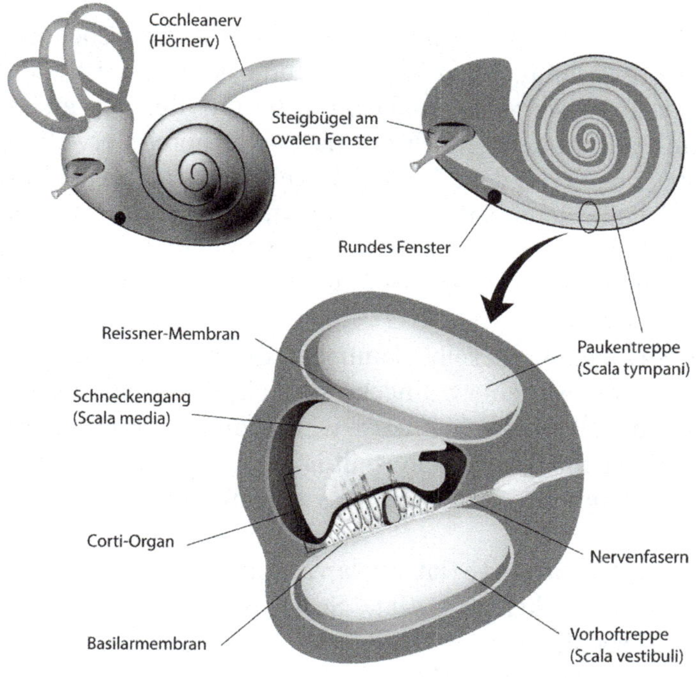

Abbildung 4: Anatomie der Hörschnecke (Alila Medical Media – stock.adobe.com)

---

[5] Vgl. Schmitt, Tanja: Sprachtestergebnisse und Einflussfaktoren auf die Sprachverständlichkeit nach Cochlea-Implantat-Versorgung. Dissertation, Medizinische Fakultät, Bayerische Julius-Maximilians-Universität Würzburg, 2004, [online] https://opus.bibliothek.uni-wuerzburg.de/opus4-wuerzburg/frontdoor/deliver/index/docId/889/file/Dissertation_Tanja_Schmitt_07_2004.pdf (Stand: 01.07.2021), S. 4.

Das Innenohr ist der Ort, an dem gleich zwei wichtige Funktionen ihren Platz haben: der Gleichgewichts- und Hörsinn. Es handelt sich beim Innenohr um einen komplexen Hohlraum, der auch als knöchernes Labyrinth bezeichnet wird. Dieses Labyrinth verfügt über ein System aus verschiedenen Kanälen und Kammern.

Das eigentliche Hörorgan, die Hörschnecke (lat. Cochlea), liegt direkt hinter dem Mittelohr und ist an zwei Stellen durch zwei Membranen davon getrennt. Bei der ersten Membran handelt es sich um das zuvor bereits erwähnte ovale Fenster, an dem die Steigbügelfußplatte liegt und wo die Schallwellenübertragung stattfindet. Bei der zweiten beweglichen Membran spricht man von dem sogenannten „runden Fenster". Dieses befindet sich unterhalb des ovalen Fensters.[6]

Die Hörschnecke selbst kannst du dir im wahrsten Sinne des Wortes wie eine Schnecke vorstellen. Sie ist eine Art Gang, der sich um seine Achse windet und in drei übereinanderliegende Kanäle unterteilt ist. Diese drei Kanäle sind durch Membranen voneinander getrennt und heißen:

- Vorhoftreppe (lat. Scala vestibuli)
- Schneckengang (lat. Scala media oder Ductus cochlearis)
- Paukentreppe (lat. Scala tympani)[7]

Doch wie genau wandelt die Hörschnecke die ankommenden Schallwellen innerhalb dieser Kanäle in Nervensignale für das Gehirn um? Da die detaillierten Prozesse und die Anatomie in diesem Bereich hochkomplex sind, gehe ich

[6] Vgl. Schmitt, 2004, S. 3.
[7] Vgl. Schmitt, 2004, S. 3.

hier zum Allgemeinverständnis nur auf die Grundfunktionen ein.

Die Vorhoftreppe (beginnt am ovalen Fenster) und die Paukentreppe (beginnt am runden Fenster) sind mit einer lymphähnlichen Flüssigkeit (Perilymphe) gefüllt. Der Schneckengang liegt zwischen den beiden Kanälen und ist mit einer Art kaliumreichen Flüssigkeit (Endolymphe) gefüllt.[8]

Der Steigbügel überträgt die Schallwellen über das ovale Fenster, löst damit im Innenohr eine Wanderwelle aus und bringt so die Flüssigkeit in Bewegung.

In dem mittleren Kanal, dem Schneckengang, befindet sich das Corti-Organ. Dieses ist durch die sogenannte Basilarmembran von der Paukentreppe und durch die sogenannte Reissnersche Membran von der Vorhoftreppe getrennt.[9]

Dieses Corti-Organ ist die Schnittstelle zwischen den weitergeleiteten Schwingungen und den Nervensignalen. Es ist mit vier Reihen von Haarzellen ausgestattet, wobei zwischen den äußeren drei Reihen und der inneren Haarzellen-Reihe unterschieden wird.

Die äußeren Haarzellen haben die Aufgabe, die ankommenden Schallwellen zu verstärken und an die inneren Haarzellen weiterzugeben. Die inneren Haarzellen wiederum sind sozusagen die Zauberer unseres Ohrs. Sie wandeln die mechanischen Schwingungen in Nervenimpulse um, die dann über den Hörnerv an das Gehirn weitergeleitet werden.

---

[8] Vgl. Schmitt, 2004, S. 3.
[9] Vgl. Schmitt, 2004, S. 3.

KAPITEL 3

Stadien der Schwerhörigkeit

Da ein zunehmender Hörverlust ein ausschlaggebendes Symptom der Otosklerose ist, ist es wichtig, zunächst die folgende Frage zu klären: Wo liegt die Schwelle zwischen Normal- und Schwerhörigkeit?

Dazu ist es wichtig, im Groben zu verstehen, was es mit einem Tonaudiogramm und der sogenannten Hörschwellenkurve auf sich hat.

Unser Gehör unterscheidet nicht nur zwischen laut und leise, sondern auch zwischen verschiedenen Tonhöhen bzw. Frequenzen. Um das subjektive Hörvermögen messen zu können, sind daher zwei Einheiten wesentlich:

1. die Lautstärke
2. die Tonhöhe

Die Maßeinheit für die Lautstärke ist Dezibel (dB). In der Skala eines Hörtestergebnisses bzw. Tonaudiogramms befindet sich die Anzeige der Lautstärke immer auf der senkrechten Achse. Von oben nach unten wird der gemessene Geräuschpegel zunehmend lauter. Eingezeichnet ist im Regelfall ein Bereich von -10 bis 130 dB. Wichtig zu wissen ist, dass -10 oder 0 dB in einem Audiogramm nicht bedeutet, dass kein Ton zu hören ist. Sondern dass 0 dB den leisesten Schallpegel darstellt, den ein Mensch mit gesundem und normalem Hörvermögen für eine jeweilige Frequenz hören kann.

Die Tonhöhe (bzw. Frequenz) wird in Hertz (Hz) gemessen und wird in dem Diagramm eines Hörtests auf der horizontalen Achse in Kilohertz (kHz) angezeigt. Je größer die Zahl in Kilohertz, desto höher die Töne. In einem Audiogramm werden die Frequenzen auf der Achse von links nach rechts immer höher – ähnlich wie bei einem Klavier.

Der Hörbereich des Menschen liegt zwischen 0 und 20.000 Hz, wobei beim Sprechen nur ein Ausschnitt des möglichen Hörfeldes zwischen circa 200 und 6.000 Hz verwendet wird.[10]

Wie liest man ein Tonaudiogramm?

Anhand eines Tonaudiogramms wird festgestellt, wie laut ein Ton in einer jeweiligen Frequenz sein muss, bis er von dem Patienten gehört wird. Die Grenze, an der das Gehör einen Ton so gerade noch wahrnehmen kann, wird in der Fachsprache als „Hörschwelle“ bezeichnet. Die jeweiligen Hörschwellen werden in dem Diagramm eines Hörtests festgehalten und zu einer Kurve miteinander verbunden. Jedes Ohr wird einzeln getestet und erhält in einem Tonaudiogramm ein separates Diagramm. Zur Veran-

[10] Vgl. Schmitt, 2004, S. 4.

schaulichung hier ein Beispiel eines Hörtestergebnisses mit den oben erklärten Erläuterungen:

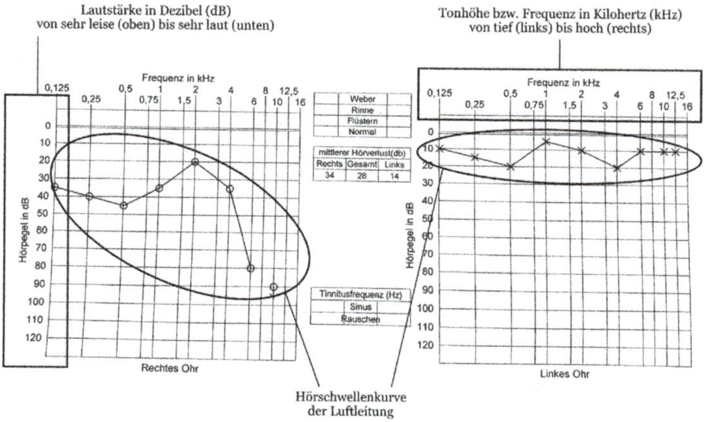

Abbildung 5: Tonaudiogramm mit Erläuterungen

Hinweis: *In diesem Beispiel sind nur die Hörschwellenkurven der Luftleitung eingetragen. Luftleitung bedeutet, dass die Töne über den „normalen Weg“ in Form von Schallwellen von außen im Ohr ankommen. Wird zudem die Knochenleitung getestet, erscheint in einem Hörtestergebnis eine weitere Kurve. Bei einem Knochenleitungstest werden die Töne in Form von Vibrationen über ein spezielles Gerät über den Knochen hinter dem Ohr direkt ans Innenohr gesendet. Mehr dazu erfährst du im Kapitel 4.3 „Diagnose“.*

Anhand dieser Hörschwellenkurven kann das Hörvermögen gewissen Schweregrad-Stadien zugeordnet werden.

Dabei kommt es darauf an, wie groß der Hörverlust in Dezibel innerhalb der verschiedenen Frequenzbereiche ist. Die folgende Tabelle gibt Aufschluss darüber, ab wie viel Dezibel Hörverlust welches Schweregrad-Stadium erreicht ist:

Schweregrad	Hörverlust im Tonaudiogramm in Dezibel
0: Normalhörigkeit	≤ 25 dB
1: Geringgradige Schwerhörigkeit	26 - 40 dB
2: Mittelgradige Schwerhörigkeit	41 - 60 dB
3: Hochgradige Schwerhörigkeit	61 - 80 dB
4: An Taubheit grenzende Schwerhörigkeit	≥ 81 dB

Tabelle 1: Schweregrad-Stadien bei Schwerhörigkeit[11]

Bei einer fortschreitenden Schwerhörigkeit durch die Otosklerose kann das subjektive Hörvermögen in verschiedenen Frequenzbereichen voneinander abweichen. Wie das in einem Hörtestergebnis aussehen kann, zeigt das folgende Tonaudiogramm meines linken Ohrs kurz vor der Operation. Relevant ist an dieser Stelle nur die untere durchgezogene Linie. Diese verdeutlicht, wie gut bzw. schlecht ich Töne von außen über den normalen Weg durch das Ohr, also über die Luftleitung, hören konnte. In den tiefen Frequenzen konnte ich Töne bzw. Geräusche

[11] Vgl. Köpke, Vanessa Alice: Einfluss der Cochlea Implantat Versorgung auf Sprachverstehen, Tinnitus, Lebensqualität und psychische Komorbiditäten bei Patienten mit Single-Sided Deafness. Dissertation, Medizinische Fakultät Charité, Universitätsmedizin Berlin, 2019, [online] https://refubium.fu-berlin.de/bitstream/handle/fub188/23964/diss_v.k%C3%B6pke.pdf?sequence=1&isAllowed=y (Stand: 01.07.2021), S. 7.

über die Luftleitung erst ab circa 60 bis 65 dB hören. In den mittleren und hohen Frequenzen bewegte sich meine Hörschwelle zwischen 40 und 55 dB. Das bedeutet, dass ich mich kurz vor meiner ersten Operation auf dem linken Ohr im Bereich der mittel- bis hochgradigen Schwerhörigkeit bewegte:

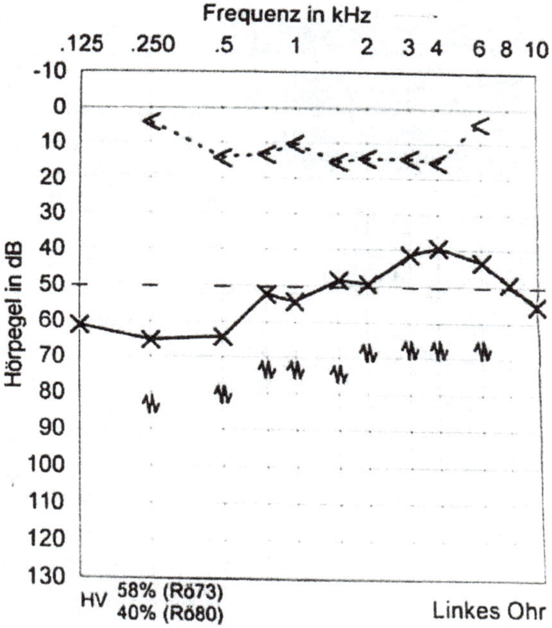

Abbildung 6: Präoperatives Tonaudiogramm des linken Ohrs der Autorin / obere gestrichelte Hörschwellenkurve = Knochenleitung; untere durchgezogene Hörschwellenkurve = Schallleitung bzw. Luftleitung[12]

[12] Mehr über die Bedeutung von Luft- und Knochenleitung im Zusammenhang mit der Otosklerose erfährst du im Kapitel 4.3 „Diagnose“.

Doch was bedeuten diese Zahlen für das Hörvermögen im Alltag? Die folgende Skala veranschaulicht, welche Umgebungsgeräusche in welchem Dezibelbereich bzw. Schalldruckpegel anzusiedeln sind.

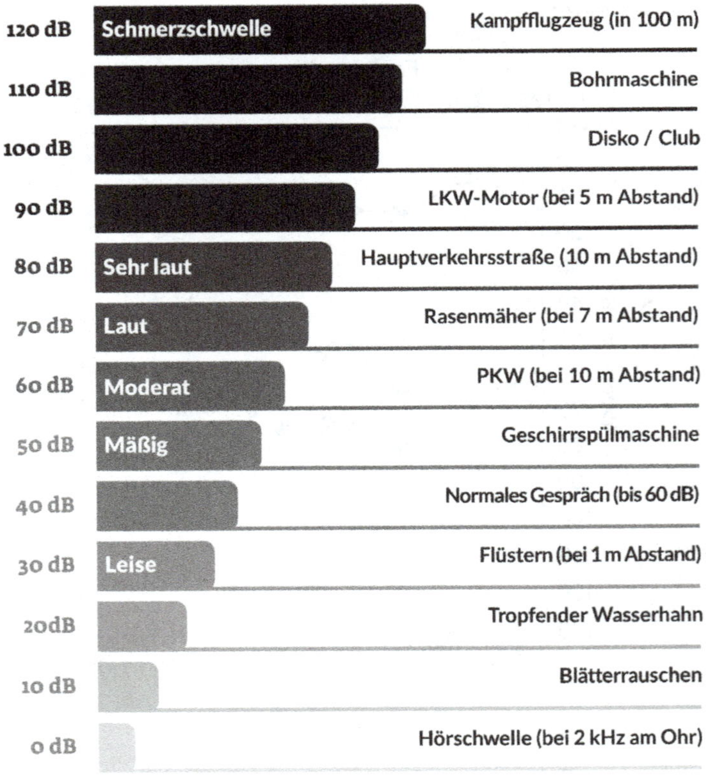

Abbildung 7: Skala Schalldruckpegel bei Umgebungsgeräuschen[13] (VectorMine – stock.adobe.com)

---

[13] Vgl. Schalldruckpegel (o. J.): in: Wikipedia, [online] https://de.wikipedia.org/wiki/Schalldruckpegel [Stand: 01.07.2021]

Hinweis: *Hierbei handelt es sich nur um grobe Richtwerte, da das subjektive Empfinden individuell ist und die Geräusche der aufgeführten Beispiele in ihrer Lautstärke natürlich schwanken. Grundsätzlich wird es ab einer Lärmbelästigung von 80 bis 85 dB für ein gesundes Ohr unangenehm und ein Lärmschutz ist ratsam, um keinen Schaden davonzutragen.*

Schaust du dir nun noch mal das Hörtestergebnis meines linken Ohrs kurz vor der Operation an, stellst du fest, dass ich mit meinem linken Ohr einen tropfenden Wasserhahn, Spülmaschinengeräusche und sogar leise Gespräche schon nicht mehr hören konnte. Da mein rechtes Ohr zu dem Zeitpunkt des zuvor gezeigten Tonaudiogramms jedoch noch sehr gut funktionierte und der Hörverlust auf der linken Seite schleichend vonstatten ging, glich mein Gehirn den Hörverlust in meiner Wahrnehmung anfangs durch das rechte Ohr aus. Dadurch war mir die Schwerhörigkeit zunächst nicht bewusst geworden.

KAPITEL 4

Die Otosklerose

Nach einem ersten Ausflug in die Anatomie und Funktion des Ohrs und einer Erläuterung der Stadien der Schwerhörigkeit nehmen wir in diesem Kapitel die Otosklerose unter die Lupe. Was genau passiert durch diese Krankheit im Ohr, und welche Konsequenzen bringt sie mit sich?

Die ersten geschichtlichen Beobachtungen der Otosklerose reichen in das Jahr 1740 zurück, als der italienische Anatom und Chirurg Antonio Valsalva Knochenveränderungen an der Steigbügelfußplatte und am ovalen Fenster feststellte.[14]

Der Begriff „Otosklerose" wurde jedoch erst Ende des 19. Jahrhunderts durch Adam Politzer, ein ungarisch-österreichischer Arzt, als eigenständiges Krankheitsbild erkannt.[15]

---

[14] Vgl. Böhme, geb. Schiele, Susan: Hochauflösendes Felsenbein-CT nach Stapesplastiken. Dissertation, Medizinische Fakultät, Martin-Luther-Universität Halle-Wittenberg, 2003, [online] https://sundoc.bibliothek.uni-halle.de/diss-online/03/04H086/prom.pdf (Stand: 01.07.2021), S. 8.

[15] Vgl. Thomalla, Regina Marianne: Vergleichende Untersuchungen der Hörergebnisse von Patienten mit Stapesplastik bei Otosklerose. Dissertation, Medizinische Fakultät Charité, Universitätsmedizin Berlin, 2010, [online] https://refubium.fu-berlin.de/bitstream/handle/fub188/10535/Diss_RT.pdf?sequence=1 (Stand: 01.07.2021), S. 1.

Es handelt sich bei dieser Krankheit um eine Störung des Knochenstoffwechsels. Dadurch kommt es im Ohr zu herdförmigen Knochenumbauprozessen. Als Herd (bzw. Krankheitsherd) bezeichnet man Gewebe im Körper, das krankhaften Veränderungen unterliegt, die sich lokal bilden.

Konkret von der Krankheit betroffen ist der Knochen, der das Innenohr umgibt: die Labyrinthkapsel. Hauptort der Verknöcherung ist jedoch der Steigbügel und dessen Fußplatte am ovalen Fenster[16] (siehe Kapitel 2 Abb. 2). Im fortschreitenden Krankheitsverlauf kommt es daher zu einer Versteifung des Steigbügels. In der Fachsprache ist von einer Fixation die Rede. In manchen Fällen macht sich die Otosklerose zudem im Innenohr breit. Dann sprechen die Ärzte von der sogenannten „Kapselotosklerose".

Schallleitungs- und Schallempfindungsschwerhörigkeit

Wie du im Kapitel 2 „Das Ohr: Anatomie und Funktion" bereits erfahren hast, müssen die Gehörknöchelchen beweglich sein, um die Schwingungen der Schallwellen ans Innenohr weiterleiten zu können. Wird diese Funktion durch die Verknöcherung gehemmt, kommt es logischerweise zu einer Schwingungsbeeinträchtigung des Steigbügels. Schreitet die Otosklerose voran, führt dies im Mittelohr zu einer Schallleitungsstörung und somit zu einer

[16] Vgl. Heveling, Nicola: Analyse der Lebensqualität nach Stapesoperation. Eine retrospektive Studie, Dissertation, Medizinische Fakultät, Julius-Maximilians-Universität Würzburg, 2007, [online] https://opus.bibliothek.uni-wuerzburg.de/opus4-wuerzburg/frontdoor/deliver/index/docId/2600/file/hevelingdiss.pdf (Stand: 01.07.2021), S. 3.

zunehmenden Schwerhörigkeit bzw. Schallleitungsschwerhörigkeit.

Ist nicht nur das Mittelohr (der Steigbügel und dessen Fußplatte), sondern auch das Innenohr von der Otosklerose befallen, spricht man bei einem zunehmenden Hörverlust von einer kombinierten oder gemischten Schallleitungs-Schallempfindungsstörung.

Von einer reinen Schallempfindungsstörung ist die Rede, sofern ausschließlich das Innenohr betroffen ist.

Die folgende Tabelle gibt Aufschluss darüber, in welcher Verteilung Schallleitungs- und Schallempfindungsstörungen durchschnittlich auftreten:

Art der Störung	**Durchschnittliche Erscheinungshäufigkeit**
Schallleitungsstörung (Mittelohr betreffend)	~ 80 % aller Patienten
Kombinierte bzw. gemischte Schallleitungs-Schallempfindungsstörung (Mittel- und Innenohr betreffend)	~ 15 % aller Patienten
Schallempfindungsstörung (Innenohr betreffend)	~ 5 % aller Patienten

Tabelle 2: Art der Störung und ihre durchschnittliche Erscheinungshäufigkeit bei Otosklerose-Patienten[17]

[17] Vgl. Otosklerose (o. J.): in: Wikipedia, [online] https://de.wikipedia.org/wiki/Otosklerose [Stand: 01.07.2021]

Sowohl im Mittel- als auch Innenohr gibt es verschiedene Stellen, an denen sich die Krankheitsherde ausbreiten können. Die folgende Tabelle zeigt, in welcher Verteilung sich die Otosklerose an den verschiedenen Stellen im Ohr durchschnittlich ausbreitet:

Lokalisation im Ohr	**Erscheinungshäufigkeit von Otoskleroseherden**
Ovales Fenster (Steigbügel und Fußplatte betreffend)	~ 90 %
Rundes Fenster	~ 40 %
Hörschnecke	~ 35 %
Innerer Gehörgang	~ 30 %
Bogengänge (Teil des Gleichgewichtsorgans)	~ 15 %

Tabelle 3: Lokalisation von Otoskleroseherden und ihre Erscheinungshäufigkeit[18]

Bei ungefähr 70 % aller Patienten sind beide Ohren von der Krankheit betroffen.[19] Im Regelfall setzen die Symptome jedoch nicht auf beiden Seiten parallel, sondern mit zeitlichem Versatz ein.

In meinem Fall lagen zwischen den Symptomanfängen der beiden Ohren zwei Jahre. Auch die Ausprägung und die Geschwindigkeit des Verknöcherungsprozesses fallen meistens unterschiedlich stark aus. Während ich beispielsweise den Hörverlust auf meinem linken Ohr schleichend und langsam fortschreitend wahrnahm, schien sich die

[18] Vgl. Böhme, 2003, S. 9.
[19] Vgl. Böhme, 2003, S. 9.

Schwerhörigkeit auf der rechten Seite schneller zu entwickeln.

Funfact: *Wusstest du, dass der deutsche Komponist und Pianist Ludwig van Beethoven der bislang wohl berühmteste Mensch ist, der vermutlich unter Otosklerose litt?*[20]

Seine langsam zunehmende Schwerhörigkeit begann im Alter von circa 27 Jahren. Später nutzte er ein Hörrohr und sogar einen Holzstab, den er zwischen die Zähne klemmte, um ein Vibrationsempfinden zu haben.[21]

Als er 1827 starb, war er bereits einige Jahre völlig ertaubt, hatte aber dennoch in diesem Gesundheitszustand seine letzten Stücke komponiert.

4.1 Ursache

Vermutlich schießt dir nun genau wie den meisten Betroffenen direkt eine Frage in den Kopf: Wie kommt es zu dieser außergewöhnlichen Krankheit? Das Kapitel über die möglichen Ursachen ist nicht ohne Grund vergleichsweise kurz, denn die Antwort ist relativ ernüchternd: Bis heute[22] sind die Ursachen der Otosklerose nicht eindeutig nachgewiesen.

---

[20] Vgl. Otosklerose (o. J.): in: Wikipedia, [online] https://de.wikipedia.org/wiki/Otosklerose (Stand: 01.07.2021).

[21] Vgl. Zehner, Hans-Peter: Beethovens Taubheit: „Wie ein verbannter muss ich leben", in: Deutsches Ärzteblatt, 2002, [online] https://www.aerzteblatt.de/archiv/34009/Beethovens-Taubheit-Wie-ein-Verbannter-muss-ich-leben (Stand: 01.07.2021).

[22] Stand: Juli 2021

Vererbung

Auffällig ist, dass die Krankheit vorwiegend im Alter zwischen dem zwanzigsten und fünfzigsten Lebensjahr auftritt.[23]

Wissenschaftler vermuten aufgrund familiärer Häufungen einen Zusammenhang mit einer genetischen Veränderung. In der Fachsprache ist von einem sogenannten autosomal-dominanten Erbgang die Rede.[24]

Was kompliziert klingt, bedeutet in Zahlen, dass rund 40 % der Fälle mit einer Vererbung in Verbindung gebracht werden können.[25]

Die These, dass die genetische Vererbung einer der verbreitetsten Auslöser für die Otosklerose sein könnte, wird auch bei einem Blick auf die globale Verteilung der Krankheit gestützt. Menschen der weißen Bevölkerung weisen rund zehnmal häufiger Symptome auf als Menschen aus Bevölkerungen einer dunkleren Hautfarbe und dem asiatischen Raum.[26]

Doch auch virale Infektionen, Autoimmunerkrankungen oder hormonelle Einflüsse werden als mögliche weitere Krankheitsauslöser diskutiert.[27]

Hormonelle Einflüsse

Insbesondere die Frage nach dem Zusammenhang des Krankheitsausbruchs bzw. der Symptomverstärkung mit

[23] Vgl. Heveling, 2007, S. 3.
[24] Vgl. Böhme, 2003, S. 9.
[25] Vgl. Böhme, 2003, S. 9.
[26] Vgl. Heveling, 2007, S. 3.
[27] Vgl. Heveling, 2007, S. 3f.

den weiblichen Sexualhormonen (Östrogene) rückt für viele Betroffene in den Fokus. Repräsentative Studien mit eindeutigen Belegen gibt es bislang nicht. Interessant ist in diesem Zusammenhang jedoch, dass Frauen fast doppelt so häufig von der Otosklerose betroffen sind wie Männer.[28]

Es wurde zudem beobachtet, dass die Symptome der Otosklerose häufig während Schwangerschaften oder hormonellen Umstellungen, zum Beispiel nach der Pubertät oder Menopause (die letzte Menstruation im Leben einer Frau ohne Gebärmutterentfernung), beginnen oder zunehmen.[29]

Ob die Einnahme von hormonellen Kontrazeptiva (Verhütungsmittel), wie zum Beispiel die Antibabypille, einen signifikanten Einfluss auf den Ausbruch oder die Verschlechterung der Otosklerose hat, ist bislang umstritten.

Verbreitung und Neuerkrankungen in Deutschland

Es wird vermutet, dass insgesamt rund ein Prozent der weißen Bevölkerung von der Otosklerose betroffen ist.[30] Natürlich gibt es eine Dunkelziffer, da nicht alle Otosklerose-Betroffenen Symptome aufweisen und manche Fälle nicht diagnostiziert werden. Daher gibt es nur Schätzungen über die Anzahl der Erkrankten. Laut Literatur belaufen sich die Schätzungen für Deutschland auf rund 5.000 Neuerkrankungen pro Jahr.[31]

---

[28] Vgl. Heveling, 2007, S. 3.
[29] Vgl. Thomalla, 2010, S. 6.
[30] Vgl. Heveling, 2007, S. 3.
[31] Vgl. Heveling, 2007, S. 3.

Bei meinen Recherchen und in Gesprächen mit Betroffenen für dieses Buch ist mir aufgefallen, dass die genetische Vererbung und hormonelle Einflüsse die zwei möglichen Auslöser für die Otosklerose sind, die am häufigsten vermutet werden.

4.2 Symptome

Bei einem typischen Krankheitsverlauf machen sich die Symptome der Otosklerose meist zunächst nur auf einer Seite bemerkbar, obwohl in rund 70 % der Fälle das andere Ohr ebenfalls betroffen ist.[32]

Die Symptome äußern sich auf der zweiten Seite jedoch oftmals erst später und können unterschiedlich stark ausgeprägt sein. Sofern die Symptome auf den jeweiligen Seiten nicht parallel einsetzen, können Monate, aber auch Jahre dazwischen liegen.

Hörverlust / Schwerhörigkeit

Ein erstes Anzeichen ist meist ein zunehmender Hörverlust, ausgelöst durch die fortschreitende Verknöcherung des Steigbügels. Eine zunehmende Schwerhörigkeit kann innerhalb einiger Monate bis Jahre oder Jahrzehnte zu einem maximalen Hörverlust voranschreiten.[33]

---

[32] Vgl. Böhme, 2003, S. 9.
[33] Vgl. Böhme, 2003, S. 11.

Ohrgeräusche / Tinnitus

Oftmals, aber nicht immer, gehen auch Ohrgeräusche (Tinnitus) als Symptom mit der Erkrankung einher. In den meisten Fällen handelt es sich um einen Tinnitus im Frequenzbereich der tieferen Töne. Doch natürlich empfinden und beschreiben Betroffene ihre Ohrgeräusche subjektiv. Auch ein hochfrequenter Tinnitus kann im Zusammenhang mit der Otosklerose entstehen.

Dabei steht die Frage im Raum, wie der Tinnitus entsteht, sofern er ausschließlich auf die Schallleitungsstörung und nicht auf eine Innenohrschädigung zurückzuführen ist. Eine Vermutung liegt im physiologischen Eigenrauschen des Körpers, das stärker wahrgenommen wird, weil Geräusche von außen nur noch eingeschränkt auf das Innenohr einwirken können.[34]

In vielen Fällen verschwinden oder lindern sich diese Ohrgeräusche nach einer erfolgreichen Otosklerose-Operation, sofern die Ursache nicht in einem beschädigten Innenohr liegt.

Schwindel

In seltenen Fällen kann es bei der Otosklerose zudem zu Schwindel kommen.[35] Grund ist in diesem Fall die Ausbreitung der Krankheit in den Bereich des Innenohrs, wo sich neben der Hörschnecke auch das Gleichgewichtsorgan befindet.

---

[34] Vgl. Heveling, 2007, S. 4.
[35] Vgl. Heveling, 2007, S. 4.

Die Ausprägung der Symptome nehmen Betroffene subjektiv wahr – das betrifft insbesondere die Ohrgeräusche und das Schwindelgefühl. Was über verschiedene Tests beim HNO-Arzt jedoch objektiv gut zu diagnostizieren ist, sind die Art und das Stadium der (zunehmenden) Schwerhörigkeit.

Symptome, die du im Internet wahrscheinlich nicht findest

Die zuvor genannten Symptome sind jene, die du bei einer Recherche im Internet früher oder später findest. Doch ich verrate dir etwas: Durch Gespräche mit anderen Betroffenen habe ich herausgefunden, dass es weitere Symptome gibt, die im Internet (und vielleicht auch bei Ärzten) bislang vermutlich noch nicht direkt im Zusammenhang mit der Otosklerose genannt werden – das ist zumindest meine Erfahrung.

Geschmacksstörung und Kiefermissempfindung

Sowohl in meinem Beispiel als auch in anderen Fällen können sich die Symptome für die Otosklerose zudem im Kiefer und in den Zähnen bemerkbar machen – zum Beispiel durch Zahnschmerzen oder ein entzündliches Gefühl im Kieferbereich. Als mein rechtes Ohr erkrankte, passierte außerdem etwas völlig Außergewöhnliches, das mir die Ärzte bis heute nicht plausibel erklären können:

Zwei Wochen vor meiner Operation bemerkte ich eine zunehmende Geschmacksstörung. Es fing mit einem säuerlich-metallischen Geschmack an, der selbst durch Zähneputzen, Wasser trinken und Mundspülungen nicht abklang. Im Gegenteil – von Tag zu Tag wurde die Geschmacksstörung stärker. Ich war deswegen noch bei einem Arzt gewesen, da ich dachte, ich hätte mir eine Infektion eingefangen. Dafür gab es aber keine Anzeichen. Kurz vor der OP war die Geschmacksstörung dann so extrem, dass ich den Geschmackstest bei der Voruntersuchung nur mit Ach und Krach bestanden hatte.

Nach der Operation teilten mir die Ärzte mit, dass mein Geschmacksnerv im Mittelohr mit meiner Knochenwand verwachsen war, wodurch es zu der Geschmacksverirrung kam. Der Arzt löste den Nerv während der OP von dem Knochen. Eine klare Auskunft darüber, ob die Otosklerose auf den Nerv übergegriffen hatte und für die Verwachsung verantwortlich war, bekam ich nicht. Daher ist es nur eine Mutmaßung, aber der Zusammenhang scheint plausibel.

Wichtig: *Solltest du eine Hörverschlechterung, anhaltende Ohrgeräusche über mehrere Tage, Schwindel oder Geschmacksverirrungen feststellen, wende dich möglichst schnell an deinen behandelnden HNO-Arzt. Je früher die Otosklerose erkannt wird, desto besser für den Beobachtungs- und Behandlungsverlauf.*

4.3 Diagnose

Die hundertprozentige Gewissheit, dass ein Patient an Otosklerose erkrankt ist, gibt es nur durch einen operativen Eingriff. Dazu muss der Operateur das Trommelfell aufschneiden, um mittels Mikroskop in das Innere des Gehörgangs schauen zu können.

Erst durch eine histologische Untersuchung (Gewebeproben-Untersuchung) oder wenn der Arzt feststellt, dass der Steigbügel in seiner Beweglichkeit eingeschränkt und verknöchert ist, kann man von einer eindeutigen Diagnose sprechen.[36]

Bis zu diesem Zeitpunkt sind die Ergebnisse sämtlicher Tests streng genommen nur als Verdachtsdiagnose zu deuten. In diesem Kapitel stelle ich die gängigsten Testverfahren vor, deren Ergebnisse auf die Krankheit hinweisen können.

Hinweis: *Dieses Kapitel dient nicht der Selbstdiagnose, sondern einer ersten allgemeinen Aufklärung. Es ersetzt zudem keine fachmännische Diagnose und Aufklärung. Bei Auffälligkeiten (zum Beispiel Hörverlust oder Ohrgeräusche) sollten sich Betroffene umgehend ärztlich beraten und untersuchen lassen.*

[36] Vgl. Thomalla, 2010, S. 9.

Tonaudiogramm: Luft- & Knochenleitung testen

Es gibt verschiedene Möglichkeiten und Herangehensweisen, um der Otosklerose auf die Spur zu kommen. In den meisten Fällen suchen Betroffene den HNO-Arzt aufgrund eines zunehmenden Hörverlusts oder wegen Ohrgeräuschen auf. Daher wird üblicherweise zunächst ein gängiger Hörtest bzw. ein Tonaudiogramm durchgeführt. Die Hörkurve dieses Tests gibt Aufschluss über die Art und Ausprägung einer vorherrschenden Schwerhörigkeit (siehe Kapitel 3 „Stadien der Schwerhörigkeit“).

Liegt die Vermutung nahe, dass sich Otosklerose entwickelt, werden meist zwei verschiedene Hörtests nacheinander durchgeführt. Zunächst kommen Kopfhörer zum Einsatz, mittels derer die Schallwellenleitung bzw. Luftleitung der Ohren einzeln getestet wird. Weist dieses Ergebnis in gewissen Frequenzbereichen auf eine Schwerhörigkeit hin, wird in einem zweiten Test die Knochenleitung geprüft.

Hierzu wird ein spezielles Gerät, ein sogenannter Knochenoszillator, auf dem Knochen hinter dem betroffenen Ohr platziert. Dieses Gerät leitet die Töne in Form von Vibrationen über den Knochen direkt an das Innenohr. Somit wird das Mittelohr umgangen, wo bei der Otosklerose meistens die Ursache der Schwerhörigkeit liegt. Oft wird auf dem jeweils anderen Ohr, das in dem Moment nicht getestet wird, ein Kopfhörer platziert, der ein leises Rauschen von sich gibt. Das nennt man „Vertäubung“. Sinn und Zweck dieser Methode ist, das nicht zu messende Ohr während des Tests „lahmzulegen“, um Fehlergebnisse zu vermeiden.

Im frühen Stadium der Otosklerose macht sich die Schwerhörigkeit normalerweise zuerst in den tiefen Frequenzen über die Luftleitung bemerkbar. Die hohen Frequenzbereiche sind meist erst im fortschreitenden Verlauf der Krankheit betroffen.[37]

Weist die Hörleistung auf dem betroffenen Ohr über die Knochenleitung in gewissen Frequenzbereichen ein deutlich besseres Ergebnis als über die Luftleitung auf, kann dies ein Indiz für die Otosklerose sein, da es auf eine Schallleitungsstörung im Mittelohr hindeutet.

Über die zwei eingezeichneten Linien (Hörschwellenkurven) im Diagramm eines Hörtests kann man schnell erkennen, ob das Hörvermögen über die Luftleitung besser, gleich oder schlechter ist als über die Knochenleitung. Die Differenz zwischen den beiden Linien bzw. Hörschwellenkurven bezeichnet man als „Air-Bone Gap".

Für eine bildliche Veranschaulichung zeige ich im Folgenden meine eigenen Hörtestergebnisse kurz vor meiner ersten Operation. Die Abbildung zeigt auf der linken Seite die Hörleistung meines rechten Ohrs und auf der rechten Seite die Hörleistung meines linken Ohrs. Die gestrichelten Linien (eingetragen mit den Zeichen > und <) zeigen das Ergebnis der Knochenleitung, die durchgezogenen Linien (eingetragen mit den Zeichen O und X) das der Luftleitung.

---

[37] Vgl. Thomalla, 2010, S. 10.

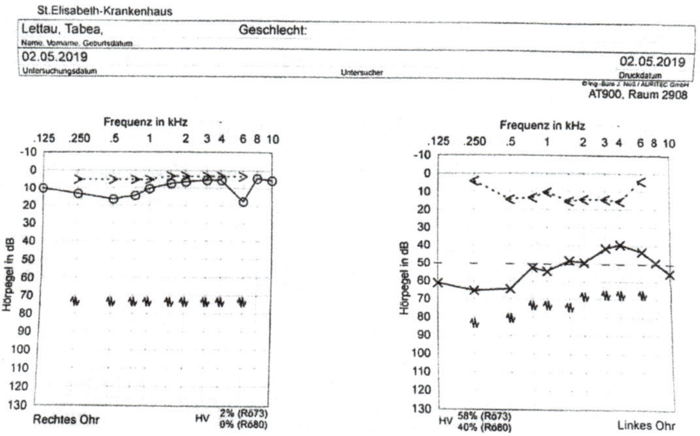

Abbildung 8: Präoperatives Tonaudiogramm der Autorin vom 02.05.2019

Hinweis: *Je näher die Hörschwellenkurve an 0 dB liegt, desto besser ist das Hörvermögen in den jeweiligen Frequenzbereichen.*

Während mein rechtes Ohr sowohl über die Schallwellen- als auch Knochenleitung ähnlich gut funktionierte und das Hörvermögen in einem normalhörigen Dezibelbereich lag, sah es bei meinem linken Ohr ganz anders aus:

Die obere Linie zeigt die Hörleistung über die Knochenleitung. Die untere Linie zeigt das Hörvermögen über die Luftleitung. Die Differenz zwischen den beiden Linien ist unverkennbar und beträgt an der extremsten Stelle rund 60 dB Hörverlust. Simpel ausgedrückt bedeutet dies Folgendes: Kamen die Töne von außen in Form von Schallwellen in meinem Ohr an, konnte ich auf meinem erkrankten Ohr in den Frequenzbereichen mit dem stärksten Hörverlust erst ab 65 dB etwas hören. Wurden die Töne jedoch direkt über den Knochen hinter meinem Ohr – ohne Umweg über das Mittelohr – an die Hörschnecke geleitet, konnte ich sie in denselben Frequenzbereichen bereits ab 5 bis 15 dB hören. Dies deutete darauf hin, dass die Ursache meiner Schwerhörigkeit im Mittelohr auszumachen war.

Falls (auch) die Hörschnecke und somit das Innenohr von der Krankheit betroffen ist, spricht man von einer Schallempfindungsstörung. Ein typischer Hinweis dafür ist die sogenannte Chart-Senke. Dabei handelt es sich um einen wannenförmigen Verlauf der Luft- sowie Knochenleitungslinie in einem Hörtestergebnis. Die Senke bewegt sich meistens im mittleren Frequenzbereich von 0.5 bis 4.0 Kilohertz (kHz).

Stimmgabel-Tests

Weitere, meist zusätzlich durchgeführte Methoden, um der Otosklerose auf die Schliche zu kommen, sind die folgenden drei Stimmgabeltests. Sie sind einfach und kurzweilig in ihrer Durchführung und liefern schnelle Hinweise.

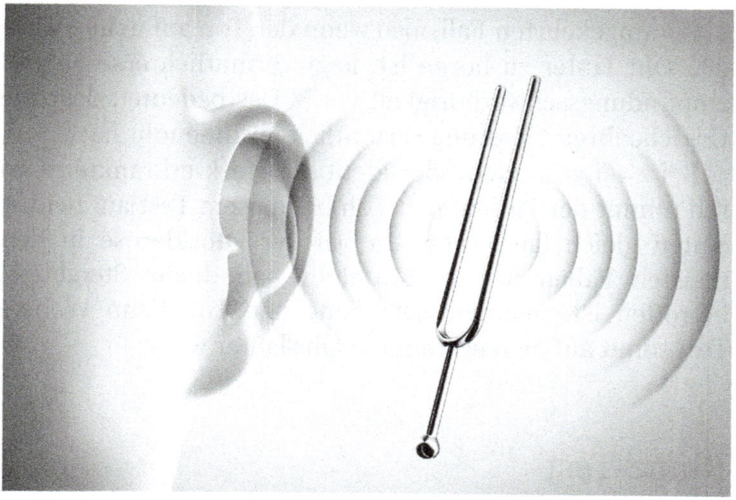

Abbildung 9: Stimmgabel für Hörtests (peterschreiber.media – stock.adobe.com)

Weber-Test

Mit dem sogenannten Weber-Test prüft der Arzt, ob und wie der Schall der Stimmgabel über die Schädelknochen geleitet wird. Dazu platziert der Arzt die angeschlagene Stimmgabel auf der Stirn oder dem Scheitel und fragt den Patienten, auf welcher Seite er den Ton wahrnimmt. Kann der Betroffene den Ton auf dem vermutlich erkrankten Ohr besser hören, deutet dies auf eine einseitige Schallleitungsschwerhörigkeit hin.[38] Das bedeutet, dass sich die Ursache im Mittelohr bei den Gehörknöchelchen oder im äußeren Gehörgang befindet.

[38] Vgl. Thomalla, 2010, S. 10.

Im umgekehrten Fall, also wenn der Ton auf dem gesunden Ohr lauter zu hören ist, liegt vermutlich eine Schallempfindungsschwerhörigkeit vor.[39] Das bedeutet, dass die Ursache ihren Ursprung vermutlich im Innenohr hat.

Bei zwei gesunden oder identisch stark erkrankten Ohren nimmt der Patient den Ton bei diesem Test auf beiden Seiten gleich laut wahr. Da bei der Otosklerose in den meisten Fällen der im Mittelohr befindliche Steigbügel betroffen ist, nehmen Betroffene den Ton beim Weber-Test somit auf dem erkrankten Ohr lauter wahr.

Rinne-Test

Im Anschluss führt der Arzt oft zusätzlich den Rinne-Test durch. Ziel ist es (ähnlich wie bei dem Tonaudiogramm) festzustellen, ob und wie der Patient den Ton der Stimmgabel über den Knochen hinter dem Ohr und über die Schallwellenübertragung hört. Dazu werden die Ohren einzeln und nacheinander getestet.

Der Arzt schlägt die Stimmgabel an und platziert sie auf dem Knochen hinter dem Ohr. Der Patient soll Bescheid geben, sobald er den Ton nicht mehr hören kann. Daraufhin hält der Arzt die Stimmgabel unmittelbar vor das Ohr, ohne sie erneut anzuschlagen. Bei gesunden Ohren können Patienten den Ton nun wieder hören, da die Gehörknöchelchen im Mittelohr den Ton verstärken und an das Innenohr weiterleiten. Bei einer Schallempfindungsschwerhörigkeit würde der Patient den Ton von außen nun insgesamt leiser wahrnehmen.

---

[39] Vgl. Thomalla, 2010, S. 10.

Ist von außen jedoch kein Ton wahrnehmbar, geht der Arzt von einer Schallleitungsstörung aus, die ein Indiz für eine Otosklerose sein kann.[40]

Gellé-Test

Der Gellé-Test wurde bei mir nicht durchgeführt, da die vorherigen Tests bereits eindeutige Ergebnisse lieferten. Für eine zusätzliche Absicherung der bisherigen Feststellungen kann er jedoch hilfreich sein. Bei diesem Test drückt der Arzt zunächst erneut die angeschlagene Stimmgabel auf den Scheitel. Daraufhin wird ein Ballon in den Gehörgang eingeführt, über den Druck auf das Trommelfell ausgeübt wird. Das hat zur Folge, dass die Gehörknöchelchen im Mittelohr in ihrer Bewegung für den Moment gezielt eingeschränkt werden. Menschen, die von einem verknöcherten Steigbügel betroffen sind, nehmen in dem Moment keine Veränderung in der Lautstärke des Stimmgabeltons wahr. Bei einem gesunden Ohr mit beweglicher Gehörknöchelchenkette würde der Ton hingegen leiser werden bzw. in der Lautstärke schwanken, sobald durch den Ballon ein Überdruck im Ohr erzeugt wird.[41]

CT vom Felsenbein

Die bisher vorgestellten Testmethoden geben einen Aufschluss über die Art und Leistung des subjektiven Hörvermögens. Sie geben jedoch keinen direkten Einblick in das

---

[40] Vgl. Thomalla, 2010, S. 9f.
[41] Vgl. Thomalla, 2010, S. 10.

Innere unseres Ohrs. Je nach Ausgangssituation des Patienten ordnen manche Ärzte daher zusätzlich ein CT (Computertomographie) vom Felsenbein an. Dabei werden mittels Röntgenstrahlen und Computertechnologie digitale Schnittbilder errechnet. Ziel ist es, das Ohr auf mögliche andere Erkrankungen des Mittelohres, wie zum Beispiel Tumore oder angeborene Missbildungen, zu untersuchen und diese im Rahmen einer Otosklerose-Verdachtsdiagnose auszuschließen.[42]

Ratschlag für Betroffene: *Während meiner Recherchen für dieses Buch führte ich zahlreiche Gespräche mit anderen Betroffenen. Dabei kristallisierte sich immer wieder heraus, dass die Otosklerose vielen HNO-Ärzten nicht geläufig ist. Um Umwege und falsche Verdachtsdiagnosen möglichst zu reduzieren, empfehle ich, sich in jedem Fall von mindestens zwei verschiedenen Ärzten untersuchen zu lassen.*

Ratsam ist auch, sich nach jedem Arztbesuch das Tonaudiogramm-Ergebnis ausdrucken zu lassen und zuhause eine Mappe anzulegen. So hast du selber die Veränderungen deines Hörvermögens besser im Blick und kannst zudem im Zweifelsfall mit diesen Unterlagen auch per E-Mail Ärzte kontaktieren und deinen Fall besser schildern.

---

[42] Vgl. Böhme, 2003, S. 20.

4.4 Behandlung: Hörgeräte und Operation

Bis heute[43] ist es nicht möglich, die Otosklerose medikamentös zu behandeln und zu heilen. Um übergangsweise besser hören zu können, können Hörgeräte Abhilfe verschaffen. Es geht bislang jedoch kein Weg an einer Operation vorbei, um das Fortschreiten der Otosklerose bestenfalls aufzuhalten. Eine Garantie dafür gibt es jedoch nicht.

Bevor es um den detaillierten Ablauf der Operation geht, zunächst ein paar interessante Worte zum Thema „Hörgeräte". Denn während sie für manche Betroffene eine hilfreiche Übergangslösung vor einem operativen Eingriff sein können, sind sie für andere Betroffene je nach Krankheitsstadium selbst nach einer OP unentbehrlich.

Hörgeräte

Es gibt mittlerweile zahlreiche verschiedene Hörgerät-Modelle auf dem Markt. Die Entscheidung für ein Gerät richtet sich immer nach der individuellen Ausgangssituation eines Betroffenen. Daher gehe ich in diesem Kapitel nur oberflächlich auf die unterschiedlichen Möglichkeiten ein und empfehle eine professionelle Beratung durch einen Hörakustiker.

Fakt ist, dass sich die Technik und Möglichkeiten innerhalb der letzten Jahrzehnte enorm weiterentwickelt haben. Während die früheren analogen Modelle den eingehenden

---

[43] Stand: Juli 2021

Schall zunächst ungefiltert verstärkt haben und Betroffene einzelne Frequenzen per Rädchen manuell nachjustieren mussten, sind die heutigen digitalen Modelle wesentlich intelligenter.

Bei modernen Hörgeräten werden die Töne automatisch von Störgeräuschen befreit, individuell verstärkt und ermöglichen so einen viel natürlicheren Klang als damals. Dabei gibt es grundlegende Unterschiede in ihrer Art und Funktionsweise. Hier eine Auflistung der aktuellen Möglichkeiten:

Hörgeräte hinter dem Ohr:

- Schlauch-Hörsystem (Gerät inklusive Lautsprecher sitzt hinter dem Ohr, die Töne werden über einen Schlauch über den Gehörgang ins Ohr geleitet.)
- Ex-Hörer-System (Gerät sitzt hinter dem Ohr und ist via Kabel mit einem externen Lautsprecher verbunden, der im Gehörgang sitzt und die Töne ins Ohr leitet.)
- Knochenleitungs-Hörsystem (Gerät sitzt auf dem Schädelknochen hinter dem Ohr, Schallwellen werden in Form von Vibrationen auf den Knochen übertragen.)

Hörgeräte im Ohr:

- ITE: In-The-Ear (Hörgerät sitzt in der Ohrmuschel und ist von außen sichtbar.)
- ITC: In-The-Canal (Hörgerät sitzt im Gehörgang und ist von außen noch sichtbar.)
- CIC: Completely-In-The-Canal (Hörgerät sitzt im Gehörgang und ist von außen kaum noch sichtbar.)
- IIC: Invisible-In-The-Canal (Hörgerät sitzt im Gehörgang und ist von außen gar nicht mehr sichtbar.)

Spezielle Hörgeräte:

- Hörgerät-Implantat (verschiedene Varianten, s. u.)
- Hörbrille mit Luftleitung (Hörgerät ist in den Brillenbügel eingearbeitet oder am Bügel montiert und leitet die Töne via Schlauch ins Ohr weiter.)
- Hörbrille mit Knochenleitung (Hörgerät ist in den Brillenbügel eingearbeitet oder am Bügel montiert und die Schallübertragung erfolgt über den Knochen hinter dem Ohr.)
- Hörschmuck (Hörgerät ist in einem Ohrclip verbaut.)

Betroffene, die noch im Anfangsstadium der Krankheit sind und erst einen geringen Hörverlust haben, können bereits mit herkömmlichen Hörgeräten eine Hörverbesserung erzielen. Je nach Grad der Schallleitungsschwerhörigkeit sind Hörgeräte, die über die Knochenleitung funktionieren, für Otosklerose-Patienten besonders wirkungsvoll. Bei diesen Modellen werden die Töne nicht verstärkt über den Gehörgang in Form von Schallwellen ins Ohr geleitet, sondern über den Knochen direkt an das Innenohr gesendet. Dies ist insofern besonders wirkungsvoll, da auf diese Weise der „Umweg" über das Mittelohr umgangen wird, wo im Regelfall die Ursache für die Schwerhörigkeit von Otosklerose-Betroffenen liegt.

Für Otosklerose-Betroffene, die neben einer Schallleitungs- und / oder Schallempfindungsschwerhörigkeit auch unter Ohrgeräuschen (Tinnitus) leiden, sind Hörgeräte mit eingebautem „Noiser" eine interessante Option. Dabei handelt es sich um Geräte, die ein leises Rauschen als Gegenton zum Tinnitus erzeugen, um dessen

Relevanz und somit Präsenz mit der Zeit abzuschwächen. Im Kapitel 5 „Umgang mit Ohrgeräuschen“ gehe ich näher auf diese speziellen Hörgeräte ein.

Alternativ zu Hörgeräten, die in der Ohrmuschel oder außerhalb hinter dem Ohr getragen werden, gibt es auch Hörgerät-Implantate. Diese kommen normalerweise jedoch erst bei hochgradiger Schwerhörigkeit infrage und wenn aus triftigen Gründen eine Operation nicht möglich ist oder keine Besserung bewirken würde. Auch bei diesen Modellen gibt es verschiedene Varianten.

Cochlea-Implantat

Das Cochlea-Implantat ist eine mögliche Option, wenn das Innenohr so stark geschädigt ist, dass ein herkömmliches Hörgerät das Hörvermögen nicht mehr verbessern kann. Dabei handelt es sich um ein komplexes System aus verschiedenen Komponenten außerhalb und innerhalb des Ohrs. Konkret setzt sich das Cochlea-Implantat zusammen aus:

- einem Soundprozessor außerhalb des Ohrs, der über ein Kabel mit einer magnetischen Sendespule verbunden ist
- einer magnetischen Empfangsspule, die im Schädelknochen nahe der Ohrmuschel unter der Haut implantiert wird
- Elektrodenträgern, die in der Hörschnecke (Cochlea) platziert werden

Und so funktioniert der Prozess: Der Soundprozessor außerhalb des Ohrs fängt Schallwellen auf und leitet diese über die Sendespule an die Empfangsspule unter der Haut. Die Empfangsspule leitet die Signale über die Elektroden direkt an den Hörnerv weiter.

Knochenleitungs-Implantat

Sofern das Innenohr nicht der Hauptgrund für einen starken Hörverlust ist, sondern eine Schallleitungsstörung im Mittelohr, können Knochenleitungs-Implantate eine aussichtsreiche Möglichkeit sein. Auch diese kommen erst infrage, wenn normale Hörgeräte keinen Nutzen bringen und eine Operation nicht möglich ist oder keine Besserung mehr erzielen kann. Eine zusätzliche Voraussetzung ist, dass das Innenohr unbeschädigt bzw. kaum geschädigt ist.

Ein solches Implantat hat ebenfalls die Aufgabe, das Mittelohr bei der Signalübertragung zu umgehen und das Innenohr direkt anzusprechen. Dazu wird das Hörgerät-Implantat unter der Haut im Felsenbein (Schädelknochen) befestigt. Von außen wird ein Audioprozessor getragen, der via Magnet mit dem Implantat in Verbindung steht. Der Prozessor nimmt die Schallwellen aus der Umgebung auf und leitet sie in Form von elektrischen Signalen an das Implantat weiter. Dieses wandelt die Signale in Vibrationen um, die dann über den Schädelknochen direkt an das Innenohr gesendet werden.

Operation

Da Hörgeräte das Fortschreiten der Krankheit nicht aufhalten können, ist eine Operation aktuell die einzig denkbare Alternative. Ziel der Operation bei Otosklerose ist es, den natürlichen Steigbügel (lat. Stapes) durch eine Prothese auszutauschen, um die Übertragung der akustischen Schwingungen auf das Innenohr wieder zu ermöglichen. Nach verschiedenen Behandlungsversuchen und Therapiekonzepten seit Ende des 19. Jahrhunderts wurde diese Technik der Steigbügel-Operation (Stapesplastik) erstmals in den 1960er Jahren durchgeführt.[44]

Da für die Operation am kleinsten Gehörknöchelchen viel Fingerspitzengefühl und Erfahrung erforderlich sind, wird der Eingriff im Regelfall in einer spezialisierten HNO-Abteilung eines Krankenhauses oder einer HNO-Klinik durchgeführt. Der behandelnde HNO-Arzt stellt dafür einen Überweisungsschein aus, sofern er diese Operation nicht selbst durchführt.

Ohne diese Operation besteht das Risiko, im Laufe der Zeit möglicherweise zu ertauben. Bis es so weit kommt, vergehen normalerweise jedoch Jahre bis Jahrzehnte. Wichtig zu wissen ist, dass auch eine Operation die Krankheit nicht heilen kann.

Bei der Frage nach dem optimalen Zeitpunkt für die Operation gehen die Meinungen auseinander. Die meisten Ärzte ordnen eine Operation erst ab einem gewissen Grad der Schallleitungsschwerhörigkeit an. Laut Recherchen und Rücksprachen mit Ärzten kommt eine Operation ab

[44] Vgl. Thomalla, 2010, S. 1.

circa 35-40 dB Hörverlust infrage[45], bzw. wenn der Rinne-Stimmgabeltest klar negativ ist.

An der Stelle eine wichtige Anmerkung: Sofern du dich zunächst gegen eine OP entscheidest, sind regelmäßige Audiogrammkontrollen wichtig. Je nach Verlauf empfiehlt es sich, die Ohren alle 4-6 Monate kontrollieren zu lassen. Denn: Wer sowieso schon schlechter hört, merkt eine schleichend voranschreitende Verschlechterung meistens nicht.

Stapedotomie und Stapedektomie

Der operative Eingriff bei der Otosklerose nennt sich im Allgemeinen „Stapesplastik". Es gibt jedoch verschiedene operative Verfahren, weshalb in der genauen Bezeichnung noch mal zwischen „Stapedotomie" und „Stapedektomie" unterschieden wird.

Um den Gehörgang besser zugänglich zu machen, wird in beiden Fällen zunächst ein kleiner Schnitt an der Ohrmuschel vorgenommen – im Regelfall oberhalb des Tragus. Das ist der Knorpel vor dem Eingang des äußeren Gehörgangs. Daraufhin werden das Trommelfell und ein Teil der Gehörgangshaut vom Knochen gelöst und umgeklappt, damit der Arzt mit feinen Instrumenten das Mittelohr und somit den Steigbügel erreichen kann.

Bei der Stapedektomie wird daraufhin der Steigbügel samt Fußplatte entfernt. Mit Hilfe einer Draht-Bindegewebsprothese wird die Verbindung zwischen Mittelohr und Innenohr wiederhergestellt. Dieses Verfahren wird heutzutage normalerweise jedoch nicht mehr durchgeführt. Denn es ist einerseits für das Ohr schonender und andererseits für

---

[45] Vgl. Böhme, 2003, S.12.

den postoperativen Heilungsprozess förderlicher, die Fußplatte im Ohr zu belassen. Die zeitgemäßere Methode, Stapedotomie genannt, macht dies möglich.

Bei der Stapedotomie wird lediglich der Oberbau des Steigbügels abgetrennt und entfernt. Die Fußplatte des Steigbügels bleibt im Ohr am ovalen Fenster erhalten. Dazu wird das Steigbügel-Amboss-Gelenk durchtrennt, die Steigbügelsehne durchgeschnitten und der Steigbügelschenkel von der Fußplatte gelöst. Mit einem feinen Laser oder einem elektrischen Mikro-/Diamantbohrer bohrt der Arzt anschließend ein kleines Loch in die Platte. Die Steigbügel-Prothese wird daraufhin in die geschaffene Öffnung eingebracht und mit dem anderen Ende am Amboss-Fortsatz eingehakt. Um das Risiko zu verringern, dass das Implantat verrutscht, bevor es im Gewebe eingewachsen ist, wird es an der Verbindungsstelle mit dem Amboss-Fortsatz mit einer Zange leicht zusammengedrückt. Oft wird das Loch in der Fußplatte um die Prothese noch abgedichtet, damit so wenig Flüssigkeit wie möglich aus dem Innenohr austreten kann.

Nachdem der Arzt die Prothese erfolgreich eingesetzt und verankert hat, bringt er die Knochenhaut und das Trommelfell wieder in die ursprüngliche Lage. Den Gehörgang verschließt er mit einer Tamponade, die für rund zwei bis drei Wochen liegen bleibt. In manchen Kliniken wird sie aber bereits schon nach einer Woche entfernt. Außerdem näht der Arzt den Schnitt in der Ohrmuschel zu und wickelt daraufhin einen Druckverband zum Schutz um den Kopf. Ohne Komplikationen dauert der komplette Eingriff zwischen 30 und 60 Minuten.

Wichtig zu wissen: Die Steigbügelsehne ist der kleinste Muskel unseres Körpers und hat eine besondere Schutzfunktion: Bei plötzlichen lauten Geräuschen „verkantet" der Muskel den Steigbügel reflexartig, um das Innenohr zu schützen. Nach der OP fehlt dieser Muskel – und somit der Reflex. Ein lebenslanger Lärmschutz ist daher sehr wichtig.

Vollnarkose oder örtliche Betäubung

Die Operation ist sowohl unter Lokalanästhesie (örtliche Betäubung) als auch Vollnarkose möglich. Der Vorteil an der örtlichen Betäubung ist, dass der Arzt meist schon während des Eingriffs einerseits prüfen kann, ob der Patient eine Hörverbesserung wahrnimmt, nachdem die Steigbügelprothese eingesetzt wurde. Andererseits kann direkt kontrolliert werden, ob die Prothese Schwindel auslöst. Sofern beim Einsetzen ein Drehschwindel entsteht, weist dies auf eine zu lange Prothese hin. Der Arzt kann in einem solchen Fall sofort reagieren und eine kürzere Prothese einsetzen. Dies mindert nicht nur das Schwindel-, sondern auch ein Taubheitsrisiko durch eine zu lange Prothese.

In meinem Fall wurden die Operationen auf beiden Seiten unter Vollnarkose durchgeführt. Der Vorteil einer Vollnarkose ist, dass der Patient die komplette Operation über regungslos ist, was das allgemeine Risiko für mögliche Komplikationen verringert.

Material und Größe der Prothese

Innerhalb der letzten Jahrzehnte kamen Prothesen aus Teflon, Platin, Stahl, Gold und Titan zum Einsatz.[46] Bis heute[47] bevorzugen die Ärzte Steigbügel-Implantate aus Titan. Denn durch sein leichtes Gewicht gewährleistet Titan besonders im hohen Frequenzbereich eine bessere Schallübertragung. Zudem ist es ein nahezu allergiefreies, recht flexibles Material, was dem Arzt die Verankerung am Amboss-Fortsatz erleichtert.[48]

In meinen Ohren befinden sich auf beiden Seiten Prothesen aus Titan. Sie haben jeweils einen Durchmesser von 0,6 mm und eine Länge von 4,5 mm.

4.5 OP: Aussichten und Risiken

Wie bei jedem operativen Eingriff birgt auch die Stapesplastik neben vielversprechenden Aussichten gewisse Risiken. In diesem Kapitel geht es um eine erste Aufklärung. Es ersetzt jedoch keine ärztliche Beratung und gibt keine Gewähr auf Vollständigkeit. Betroffene sollten sich stets bei dem behandelnden HNO-Arzt umfangreich und nach dem neuesten Kenntnisstand informieren.

---

[46] Vgl. Thomalla, 2010, S. 15.
[47] Stand: Juli 2021
[48] Vgl. Thomalla, 2010, S. 16.

Aussichten durch die Operation

Eine der ersten Fragen, die sich Betroffene vor der Entscheidung für eine OP stellen, lautet: Wie gut sind die Aussichten, nach der Operation wieder besser hören zu können?

Die Erfolgsaussicht, durch den Eingriff eine deutliche Hörverbesserung zu erzielen, liegt laut aktuellem Stand bei über 90 %.[49] Das bedeutet: Die Operation verringert die Schallleitungsschwerhörigkeit durch den verknöcherten Steigbügel in über 900 von 1.000 Fällen. Vorausgesetzt, die Schwerhörigkeit hat ihre Ursache ausschließlich in dem versteiften Steigbügel. Bereits eingetroffene Schäden im Innenohr und eine damit einhergehende Innenohrschwerhörigkeit können durch diese Operation nicht behoben werden.

Zur Veranschaulichung, wie eine postoperative Hörverbesserung aussehen kann, hier eine Gegenüberstellung meiner eigenen Hörtestergebnisse des linken Ohrs. Das linke Diagramm zeigt mein Hörvermögen kurz vor meiner ersten Operation, das rechte Diagramm knapp zwei Jahre später. Wie du siehst, war die Operation ein voller Erfolg und ich kann auf dem linken Ohr seitdem wieder so gut hören, als hätte ich gar keine Ohrenkrankheit.

---

[49] Vgl. Goebel, Franziska: Langzeitverlauf des chronischen Tinnitus bei Patienten mit Hörsturz. Lärmschädigung und M. Menière, Dissertation, Fakultät für Humanmedizin, Technische Universität München, 2008, [online] https://mediatum.ub.tum.de/doc/620954/620954.pdf (Stand: 01.07.2021), S. 46.

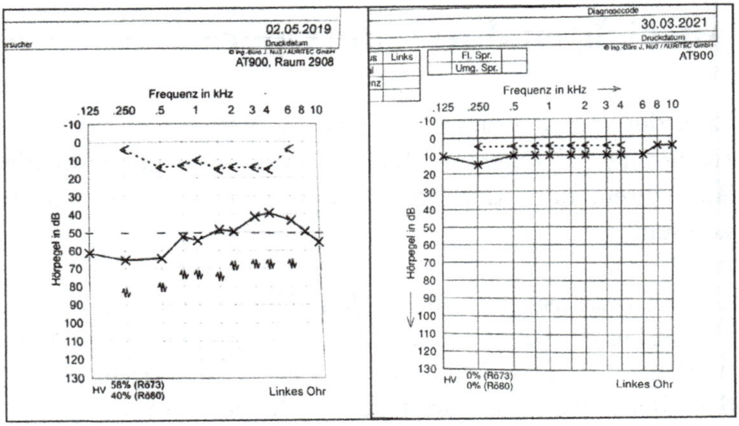

Abbildung 10: Tonaudiogramme der Autorin / links zwei Tage vor der OP am 02.05.2019, rechts 23 Monate nach der OP am 30.03.2021

Risiken und mögliche Komplikationen

Ohrgeräusche / Tinnitus

Infektionen und Wundheilungsstörungen im Ohr sind nach diesem Eingriff sehr selten. Doch es kann zu anderen postoperativen Komplikationen kommen, selbst wenn der Eingriff reibungslos verlaufen ist. So treten in manchen Fällen Ohrgeräusche (Tinnitus) auf oder schon vor der OP bestehende Ohrgeräusche verstärken sich. Im Regelfall verschwinden die Ohrgeräusche im Laufe der nächsten Wochen, sofern die Ursache nicht in einer Beschädigung des Innenohrs oder einem Lärmtrauma auszumachen ist.

Ein Lärmtrauma kann entstehen, wenn das Innenohr über einen längeren Zeitraum einer sehr hohen Lärmbelästigung ausgesetzt ist und dadurch beschädigt wird. Darauf gehe ich im Unterpunkt „Innenohrbeschädigung“ näher ein.

Schwindel und Gleichgewichtsstörungen

Darüber hinaus kann es anfänglich zu Schwindel und Gleichgewichtsstörungen kommen. Diese Beschwerden sind meist darauf zurückzuführen, dass der Gleichgewichtssinn nach der Operation gereizt ist. Im Normalfall bilden sich diese Schwindelgefühle innerhalb von ein paar Tagen oder Wochen ohne erforderliche Maßnahmen von alleine zurück.[50] Ein anhaltender Schwindel ist selten – er tritt in weniger als 1 % der Fälle auf.[51]

Sofern der Schwindel nach einigen Wochen nicht von selbst abklingt, könnte eine erneute Operation notwendig sein. Denn die Ursache könnte ein schlechter Sitz oder eine nicht optimale Länge der Steigbügel-Prothese sein. Das Innenohr ist sehr sensibel und die Gehörknöchelchen extrem fein. Deshalb kommt es hier auf jeden Zehntelmillimeter an.

---

[50] Vgl. Böhme, 2003, S.15.
[51] Vgl. Heveling, 2007, S. 14.

Geschmacksstörung und Taubheit der Zunge

Da die Operation am Steigbügel im direkten Umfeld des Geschmacksnervs stattfindet, muss dieser in manchen Fällen für den Eingriff verlegt werden, damit er die Arbeit des Arztes nicht behindert oder erschwert. Es kann passieren, dass der Nerv während des Eingriffs gereizt oder verletzt wird. Vorübergehende Geschmacksstörungen oder ein Taubheitsgefühl der betroffenen Zungenhälfte können die Folge sein.[52]

In den meisten Fällen beruhigt sich der Nerv innerhalb von ein paar Wochen oder Monaten nach der OP, und der Geschmack sowie das Empfindungsvermögen der Zunge normalisieren sich. Eine bleibende Geschmacksstörung ist laut Aussage meines Arztes sehr selten.

Hinweis: *Bei meiner zweiten Operation kam es zu Geschmacksstörungen und Taubheitsgefühlen der rechten Zungenhälfte. Woran das lag, wie ich damit umgegangen bin und wie sich die Situation entwickelt hat, erfährst du im Kapitel 6.1 „Erfahrungsbericht der Autorin Tabea“.*

Gesichtsnerv- oder Gewebeschädigungen

Sofern bei der Operation ein Laser zum Einsatz kommt, kann es durch eine Ablenkung des Strahls zu Haut- und Gewebeschädigungen im Mittelohr kommen. Auch das Trommelfell könnte verletzt werden. Sehr selten wird durch den Laser oder ein anderes Instrument der Gesichtsnerv verletzt. Genau wie der Geschmacksnerv durchzieht

---

[52] Vgl. Böhme, 2003, S.15.

der Gesichtsnerv das Mittelohr, behindert im Regelfall den Zugang zum Steigbügel jedoch nicht. Für den unwahrscheinlichen Fall, dass der Nerv dennoch verletzt wird, kommt es zu einer Lähmung der entsprechenden Gesichtshälfte. Diese lässt sich oft, aber nicht immer, durch eine Nervennaht beheben.

An dieser Stelle ist es mir wichtig zu erwähnen, dass ich vor meiner ersten Operation genau vor diesem Szenario Angst hatte: dass mein Gesichtsnerv beschädigt werden könnte. Die Ärzte konnten mich aber schnell beruhigen, indem sie mir mitteilten, dass sie in all den Jahren, die sie diese Operationen bereits begleiten, kein einziges Mal mit einem solchen Fall konfrontiert wurden. Doch natürlich gehört auch dieses sehr geringe Risiko zur Aufklärung vor der Operation dazu.

Innenohrbeschädigung

Ein weiteres Risiko während dieser Operation ist, dass das Innenohr beschädigt oder traumatisiert wird. Denn die Geräusche des Bohrers an der Steigbügel-Fußplatte und dem ovalen Fenster sowie der Eingriff an den Gehörknöchelchen stellen eine gewisse Lärmbelästigung dar.[53]

Dies kann zu einem Lärmtrauma für das Innenohr führen. Darüber hinaus kann es passieren, dass das Innenohr beschädigt wird, wenn während der OP zu viel Innenohrflüssigkeit abgesaugt wird – zum Beispiel beim Absaugen von Blut. Eine Schallempfindungsstörung und damit verbundene Schwerhörigkeit können die Folge sein. Darüber hinaus kann durch die Innenohrbeschädigung ein Tinnitus ausgelöst werden, der vor der Operation nicht vorhanden war.[54] Dieser charakterisiert sich oft durch hochfrequente

[53] Vgl. Thomalla, 2010, S. 17f.

Geräusche, da der Hörverlust bei einem Lärmtrauma meistens die hohen Frequenzen (ab 4.000 Hz) betrifft.[55]

Bei einer rechtzeitigen Kortison-Behandlung kann sich das Innenohr von einem OP-bedingten Lärmtrauma oftmals wieder vollständig erholen. Doch auch eine Ertaubung ist nicht auszuschließen, wenn das Innenohr zu stark geschädigt wurde. Dieser Fall tritt bei Otosklerose-Operationen jedoch in weniger als 1 % der Fälle ein.[56]

Über die folgende Abbildung kannst du dir ein Bild davon machen, wie ein postoperatives Lärmtrauma in einem Hörtestergebnis aussehen kann. Es handelt sich um eine Gegenüberstellung meiner eigenen Hörtestergebnisse des rechten Ohrs. Das linke Tonaudiogramm ist zwei Tage vor und das rechte knapp drei Wochen nach der Operation entstanden.

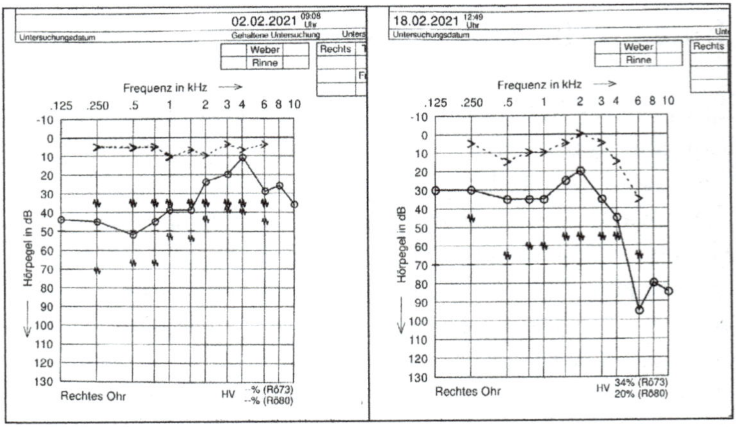

Abbildung 11: Tonaudiogramme der Autorin / links zwei Tage vor der OP am 02.02.2021, rechts 18 Tage nach der OP am 22.02.2021

[55] Vgl. Goebel, 2008, S. 39.
[56] Vgl. Heveling, 2007, S. 14.

Dem postoperativen Hörtestergebnis (rechts in Abbildung 11) konnten die Ärzte entnehmen, dass die Steigbügel-Prothese scheinbar erfolgreich eingesetzt wurde, da sich mein Hörvermögen in den tiefen Frequenzen nach der OP verbessert hat. Der Abfall in den hohen Frequenzen ist somit laut der Ärzte nicht auf den Sitz des Implantats zurückzuführen, sondern auf ein Lärmtrauma, das mein Innenohr während des Eingriffs erlitt. Dieses konnte trotz einer intravenösen Kortison-Behandlung nicht rückgängig gemacht werden.

Wie sich der Innenohrschaden in meinem Alltag äußert und welche Maßnahmen ich ergriffen habe, um damit umgehen zu lernen, berichte ich im Kapitel 5 „Umgang mit Ohrgeräuschen“ und im Kapitel 6.1 „Erfahrungsbericht der Autorin Tabea“.

4.6 Ablauf und Verhalten nach der OP

Dies ist wohl eines der wichtigsten Kapitel für Otosklerose-Betroffene, die gerade eine Operation hinter sich haben. Zumindest habe ich mir damals nach meinen eigenen Operationen eine solch detaillierte und übersichtliche Auflistung von Verhaltensempfehlungen gewünscht. Im Krankenhaus hatte ich nicht alle Informationen erhalten, nach denen ich mich gesehnt hatte. Daher habe ich mir während meiner Genesung öfter den Kopf darüber zerbrochen, wie ich mich zu verhalten habe, ab wann was wieder möglich ist und worauf ich innerhalb der ersten Wochen ganz besonders achten muss. Denn gerade in den ersten vier Wochen nach dem Eingriff gibt es wichtige Punkte zu berücksichtigen, um mögliche Komplikationen (zum Beispiel das Verrutschen der Prothese) zu vermeiden.

Die ersten Tage nach der OP

Im Normalfall werden Otosklerose-Patienten nach der Operation für circa drei bis fünf Tage stationär im Krankenhaus aufgenommen. Es geht in erster Linie darum, vorsorglich unter ärztlicher Beobachtung zu stehen, um bei einer möglichen Nachblutung schnell reagieren zu können.

In meinem Fall war es so, dass ich nach meiner ersten Operation die ersten drei Tage einen sehr niedrigen Blutdruck hatte, mich schwach fühlte und sogar mit Schwindel zu kämpfen hatte. Es war für mich beruhigend zu wissen, dass jederzeit ein Arzt in greifbarer Nähe war und dass mein Blutdruck und meine Temperatur täglich mehrmals gemessen wurden.

Außerdem musste ich während meines Krankenhausaufenthaltes jeden Morgen zu einer Arztvisite. Hier wurde mir am Tag nach der Operation der Druckverband entfernt und durch einen obligatorischen Ohrenschutz mit etwas Mullbinde ausgetauscht.

Solange die Tamponade im Ohr liegt, kann es passieren, dass blutähnliche Flüssigkeiten ausgeschieden werden. Als ich beim ersten Mal spürte, dass etwas aus meinem Ohr floss und ich daraufhin in der Mullbinde rötlich-braune Flecken entdeckte, hatte ich zunächst große Angst. Im Regelfall besteht zwar kein Grund zur Besorgnis, dennoch solltest du dich in einem solchen Fall umgehend an deinen Arzt wenden und absichern.

Am Tag der Entlassung wurde bei mir ein Stimmgabel- und ein erster Tonaudiogrammtest durchgeführt. Da mein frisch operiertes Ohr noch mit der Gehörgangstamponade ausgestopft war, wurde auf der operierten Seite nur die Knochenleitung getestet.

Verhaltensempfehlungen für die ersten Wochen nach der OP

Wichtig ist vor allem in den ersten Tagen nach der Operation, sich möglichst viel Ruhe zu gönnen. Und auch in den darauffolgenden vier bis sechs Wochen sollten Patienten ein paar Gänge zurückschalten, wenn sie zurück zu Hause in ihrem Alltag sind. Denn im Regelfall braucht das Steigbügel-Implantat vier bis sechs Wochen Zeit, bis es im Gewebe fest genug eingewachsen ist. Je nach Genesungsverlauf bestätigen Ausnahmen natürlich wie immer die Regel. In jedem Fall sollten folgende Verhaltensempfehlungen beherzigt und ernstgenommen werden.

Hinweis: *Die folgenden Informationen sind als allgemeine Verhaltensempfehlungen zu verstehen. Betroffene sollten in jedem Fall mit dem behandelnden Arzt reden und auf Basis der individuellen Situation die Verhaltensempfehlungen anpassen.*

- In den ersten zwei bis drei Wochen nach der OP körperliche Anstrengungen vermeiden
- In den ersten zwei bis drei Wochen ruckartige Kopfbewegungen und Erschütterungen vermeiden
- In den ersten zwei bis drei Wochen Lärmbelästigung vermeiden
- In den ersten vier bis sechs Wochen kein Wasser an das Ohr lassen – auch Schwimmen und Sauna-

besuche sind tabu; Tipp: Haare und Körper getrennt voneinander waschen, beim Haarewaschen das Ohr mit einem Becher abdecken und vor Wasser schützen

- Krankschreibung bzw. Arbeitsunfähigkeit für circa drei bis vier Wochen – je nachdem welchen Beruf du ausübst und wie die Operation verlaufen ist
- Auf Sport sicherheitshalber mindestens sechs bis acht Wochen verzichten
- Gezielten Druckausgleich bzw. Druckveränderungen für mehrere Wochen vermeiden
- Beim Niesen und Husten immer den Mund öffnen, um Druck auf dem Ohr zu vermeiden (Wichtig: Auf keinen Fall die Nase beim Niesen zuhalten!)
- In den ersten Monaten Schnäuzen der Nase unterlassen
- Für mindestens drei bis sechs Monate keine Flugreisen antreten (Wichtig: Dieser Punkt ist je nach Ausgangslage individuell und umstritten. Daher unbedingt mit dem behandelnden Arzt abklären.)
- Wichtig: Tauchsport oder Fallschirmsprünge erst nach HNO-ärztlicher Abklärung durchführen
- Lebenslang beachten: Lärmschutz tragen und nie wieder auf Rüttelplatten (power plate) steigen

Kontrolltermine und Hörtests

Am Tag der Krankenhaus-Entlassung bekommst du einen Termin zur Tamponaden-Entfernung und zum Fädenziehen. Im Regelfall wird die Gehörgangstamponade zwei oder drei Wochen nach der Otosklerose-OP entfernt. An diesem Tag wird normalerweise ein Hörtest durchgeführt, bei dem erstmals nach der OP die Schallwellen- bzw. Luftleitung kontrolliert werden kann.

Ein spannender Moment! Denn in den meisten Fällen ist bereits jetzt eine deutliche Hörverbesserung wahrnehmbar. Generell kann es aber bis zu drei Monate (oder gar länger) dauern, bis sich das endgültige Hörergebnis einstellt. Grund können Schwellungen oder Verkrustungen im Gehörgang und am Trommelfell sein. Auch Sekretbildung im Mittelohr kann das Hörvermögen in den ersten Wochen oder Monaten noch beeinträchtigen.

Sind die Hörtestergebnisse und die Abheilung der äußerlich sichtbaren Wunden (Trommelfell, Ohrmuschel) unauffällig, stehen innerhalb der nächsten Wochen oder Monate noch regelmäßige Hörtests bei deinem behandelnden HNO-Arzt auf dem Plan. In welchen Abständen und wie oft du zur Nachkontrolle gehen sollst, sagen dir die Ärzte im Krankenhaus.

Hörvermögen nach der Tamponaden-Entfernung

Sollte dein subjektives Hörempfinden direkt nach der Tamponaden-Entfernung noch nicht deutlich besser sein als vor der OP, besteht erst mal kein Grund zur Sorge, sofern die Ärzte Komplikationen ausgeschlossen haben.

Jedes Ohr reagiert individuell auf die neue Situation. Manche Ohren brauchen länger, um sich mit dem Implantat anzufreunden, bei anderen geht es schneller. Manche Ohren produzieren sehr viel Wundsekret und Krusten, andere weniger.

All dies sind Faktoren, die dein Hörempfinden zunächst beeinflussen können. Auch die Art des Klangs kann übergangsweise ungewohnt sein. Viele Betroffene berichten von einem sehr hellen, blechernen Klang und dass es je nach Kulisse der Umgebungsgeräusche im Ohr „klirrt". Auch die eigene Stimme kann sich erst mal komisch anhören. Ich habe meine eigene Stimme beispielsweise zwischendurch wie eine metallische Roboter-Stimme wahrgenommen, kurz bevor die Tamponade entfernt wurde.

Wichtig: *Fallen dir im Laufe der Zeit nach deiner Krankenhaus-Entlassung außergewöhnliche Symptome auf (zum Beispiel Schwindel, Blutungen, Schmerzen, Ohrgeräusche), solltest du unverzüglich einen Arzt aufsuchen.*

4.7 Hörverschlechterung nach der OP

Der erste Hörtest nach Entfernung der Gehörgangstamponade gibt Aufschluss darüber, wie sich das Hörvermögen verändert hat. Dass es in Folge einer Stapedotomie zu einer unmittelbaren Hörverschlechterung oder gar einem Hörverlust kommt, ist mit unter 1 % Wahrscheinlichkeit äußerst selten.[57]

Dennoch ist es wichtig, auch diesen unwahrscheinlichen Fall unter die Lupe zu nehmen. Und vor allem darüber zu sprechen, wie es danach weitergeht und welche Möglichkeiten es für Betroffene gibt. Dabei spielt die Ursache für die postoperative Hörverschlechterung oder den Hörverlust eine Rolle.

---

[57] Vgl. Heveling, 2007, S. 14.

Irreversibler Innenohrschaden

Fangen wir mit dem Worst-Case-Szenario an – nicht um Angst auszulösen, sondern weil dieser Fall so selten ist, dass du dir darüber nicht den Kopf zerbrechen solltest: das völlige Ertauben durch eine irreparable Schädigung des Innenohrs. Mögliche Gründe für dieses Szenario sind ein Lärmtrauma oder eine direkte Verletzung durch die eingesetzten Instrumente.

Wird das Innenohr so stark geschädigt, dass sämtliche Haarzellen zerstört werden, kann auch eine erneute Operation das natürliche Hörvermögen beim aktuellen Stand der Wissenschaft nicht zurückholen. Eine natürliche Regeneration ist laut Aussagen meiner Ärzte in einem solchen Fall auch ausgeschlossen.

Ein Cochlea-Implantat (implantiertes Hörgerät) kann in einem solchen Fall aussichtsreich sein, um das Hörvermögen bis zu einem gewissen Grad wiederherzustellen (mehr über das Cochlea-Implantat im Kapitel 4.4 „Behandlung: Hörgeräte und Operation").

Es liegt mir am Herzen, an dieser Stelle erneut zu betonen, dass dieses Szenario nach einer Erstoperation einen äußerst seltenen Fall darstellt. Die Wahrscheinlichkeit, eine Hörverbesserung zu erzielen, ist um ein Vielfaches höher.[58]

---

[58] Vgl. Heveling, 2007, S. 14.

Reversibles akustisches Trauma

Für den Fall, dass es nicht zu einer hochgradigen Schädigung des Innenohrs kommt, sondern nur teilweise, besteht das Risiko eines Hörverlusts in gewissen Frequenzbereichen. Es handelt sich bei einem solchen Fall meist um ein akustisches Lärmtrauma, das durch den feinmechanischen operativen Eingriff am ovalen Fenster verursacht wurde.[59]

Kommt es zu dieser Komplikation, besteht die Chance, das Hörvermögen in den geschädigten Frequenzbereichen durch eine frühzeitige Kortison-Behandlung zurückzuholen. Eine Garantie dafür, dass die Therapie anschlägt, gibt es jedoch nicht. In einer Dissertation stieß ich auf die Aussage, dass ein hörsturzartiges Geschehen zudem bis zu einem Jahr nach der Operation nicht auszuschließen ist.[60]

Reversible Hörverschlechterung

Eine Hörverschlechterung unmittelbar nach einer Operation muss nicht zwangsläufig mit einer Schädigung des Innenohrs zusammenhängen. Es kann auch dazu kommen, dass die eingesetzte Steigbügelprothese nicht optimal sitzt, verkantet ist – und somit nicht schwingen kann – oder im individuellen Fall nicht die passende Größe aufweist. Eine Fehllage des Implantats ist laut aktuellem Kenntnisstand die häufigste Ursache für eine postoperative Hörverschlechterung.[61]

Ist das Implantat beispielsweise zu kurz oder verkantet, kann es die Schallwelleninformationen nicht optimal oder

---

[59] Vgl. Thomalla, 2010, S. 17f.
[60] Vgl. Böhme, 2003, S.15.
[61] Vgl. Böhme, 2003, S.16.

gar nicht an das Innenohr weiterleiten. Dadurch kann es zu einer Hörverschlechterung kommen. Über ein CT (Computertomographie) des Felsenbeins können Komplikationen dieser Art in manchen Fällen festgestellt werden.[62]

Beruht eine postoperative Hörverschlechterung tatsächlich auf einem schlechten Sitz oder der Größe des Implantats, also nicht auf einem Innenohrschaden, ist eine Revisionsoperation (Korrektur) möglich, um das Hörvermögen zu verbessern. Wichtig zu wissen ist, dass Stapes-Revisionen mit einem höheren Risiko verbunden sind als Erstoperationen.[63] Sollte es also dazu kommen, dass eine Korrekturoperation notwendig ist, ist eine umfangreiche Aufklärung durch einen Facharzt besonders wichtig.

Hörverschlechterung im späteren Verlauf

Kommt es nicht kurz nach der Operation, sondern erst im späteren Verlauf zu einem erneuten zunehmenden Hörverlust, kann es dafür verschiedene Ursachen geben. In vielen Fällen sind solche Spätschäden auf otosklerosische Erkrankungsherde zurückzuführen, die sich auf den Hammer und Amboss oder ins Innenohr ausbreiten. Auch eine Lockerung des Implantats durch beispielsweise zu starke Druckschwankungen kann dafür verantwortlich sein.[64] In solchen Fällen ist ein erneuter operativer Eingriff ebenfalls denkbar, um das Hörvermögen wieder zu verbessern.

---

[62] Vgl. Böhme, 2003, S.23.
[63] Vgl. Böhme, 2003, S.6.
[64] Vgl. Thomalla, 2010, S. 18.

KAPITEL 5

Umgang mit Ohrgeräuschen

Manche Otosklerose-Betroffene leiden während ihres Krankheitsverlaufs nicht nur unter einem zunehmenden Hörverlust, sondern auch unter Ohrgeräuschen. Dabei handelt es sich meist um einen (tiefen) Tinnitus, ein Rauschen oder Ohrensausen. In vielen, aber nicht allen Fällen verringern sich diese Ohrgeräusche nach einer erfolgreichen Steigbügeloperation oder verschwinden sogar vollständig. Es wird vermutet, dass die wiederhergestellte Schallwellenübertragung am ovalen Fenster dazu führt, dass der Tinnitus von den nun wieder hörbaren Umgebungsgeräuschen überdeckt und somit von Betroffenen nicht mehr oder kaum noch wahrgenommen wird.[65]

Eine Studie aus dem Jahr 1966 von Glasgold und Altmann ergab, dass von 190 Otosklerose-Betroffenen (wovon 78 % vor der Operation unter einem Tinnitus litten) rund 31 % nach der Operation keinen Tinnitus mehr hatten und weitere 33 % eine deutliche Linderung feststellen.[66]

---

[65] Vgl. Otosklerose und Tinnitus: in: Trias Wissen, das gut tut, [online] https://www.thieme.de/de/gesundheit/otosklerose-tinnitus-45194.html (Stand: 01.07.2021).
[66] Vgl. Goebel, 2008, S. 34.

Falls jedoch das Innenohr bereits von der Krankheit betroffen ist, kann es sein, dass die Geräusche, die schon vor der Operation existierten, postoperativ gleich bleiben oder sich verstärken. Ein irreversibler Innenohrschaden durch den operativen Eingriff kann ebenfalls zu Ohrgeräuschen führen, die vorher nicht vorhanden waren.

Ob vor oder nach einer Operation – dieses Kapitel soll für alle Betroffene, die unter Ohrgeräuschen leiden, eine Hilfe zur Selbsthilfe darstellen. Doch zunächst ist es spannend, ein paar grundlegende Infos über das Tinnitus-Phänomen zu bekommen.

Exkurs: Was sind Ohrgeräusche bzw. Tinnitus?

Wenn von Ohrgeräuschen die Rede ist, ist damit im Regelfall ein Tinnitus gemeint. Im Lateinischen (tinnire) bedeutet „Tinnitus“ streng übersetzt „klingen“. Der Begriff wird im Allgemeinverständnis für sämtliche wahrgenommene Geräusche wie Pfeifen, Brummen, Rauschen, Summen oder Klopfen verwendet. Das Besondere an einem Tinnitus ist, dass nur die betroffene Person die jeweiligen Geräusche hört, da ihr Ursprung nicht in den Schallwellen aus der Umgebung liegt. Dementsprechend sind Ohrgeräusche meist als Symptom für eine Störung im Hörsystem zu deuten.[67]

Dabei ist es wichtig, zwischen einem objektiven und einem subjektiven Tinnitus zu unterscheiden.

---

[67] Vgl. Hartmann, Martina: Zur Psychophysiologie des Tinnitus. Dissertation, Philosophische Fakultät, Christian-Albrecht-Universität Kiel, 2003, [online] https://core.ac.uk/download/pdf/250313263.pdf (Stand: 01.07.2021), S. 10.

Ein objektiver Tinnitus entsteht durch körperlich generierte akustische Signale, die in einer ärztlichen Untersuchung messbar sind – wie zum Beispiel Muskelzuckungen im Ohr. Einem subjektiven Tinnitus liegen jedoch weder äußerliche noch intern erzeugte messbare Signale zugrunde, weshalb sie nicht nachweisbar sind.

Erst wenn die Ohrgeräusche kontinuierlich über ein Jahr fortbestehen, kann man von einem chronischen Tinnitus sprechen. Geräusche, die maximal drei Monate lang anhalten, werden allgemein als akuter Tinnitus bezeichnet.[68]

Bestimmt kennst du das Gefühl, nach einem lauten Party- oder Clubbesuch nach Hause in die Stille zu kommen: Die Ohren sind angestrengt und du nimmst ein leichtes, durchgängiges Fiepen oder Rauschen wahr. Meistens ist das Geräusch am folgenden Morgen verschwunden, wenn sich die Ohren von der Geräuschkulisse erholt haben. Doch im Grunde handelt es sich dabei bereits um eine Art akuten subjektiven Tinnitus basierend auf einem leichten Schalltrauma.

Die Ohrgeräusche, unter denen Otosklerose-Betroffene leiden, sind subjektiver Art – meist ausgelöst durch ein Ereignis bzw. eine Störung im Hörsystem. Insbesondere wenn die Otosklerose auf das Innenohr übergreift, gehen damit in vielen Fällen chronische Ohrgeräusche einher.

Wie genau diese subjektiv wahrnehmbaren Geräusche entstehen, ist nicht eindeutig nachgewiesen. Eine Theorie besagt, dass es zu einer abnormalen Aktivität des Hörnervs kommt, wenn die feinen Haarzellen oder Synapsen (Verbindungen zwischen Nerven- oder Sinneszellen) im Innen-

---

[68] Vgl. Hartmann, 2003, S. 12.

ohr einen Schaden erleiden. Das hat laut dieser Annahme zur Folge, dass Höreindrücke bzw. Reize permanent fehlerhaft an das Gehirn weitergegeben werden.[69]

Anders ausgedrückt: Das Gehirn erwartet, alle Töne aus allen Frequenzbereichen zu verarbeiten. Fehlt nun ein Ton, versucht das Gehirn, ihn zu finden und dreht dazu quasi eine Art inneren Verstärker auf. Das führt zu einer „Phantom-Wahrnehmung" von Geräuschen im Gehirn. Die Frequenz des dabei entstehenden Tinnitus entspricht meistens genau dem Frequenzbereich, in dem der Innenohrschaden vorherrscht. Während also Schäden im Tieftonbereich meist ein tiefes Rauschen auslösen, erzeugen Hochtonverluste eine Art hohes Pfeifen. Warum es zu dieser Überaktivität und auditiven Wahrnehmungsstörung kommt, ist bislang nicht sicher geklärt.

Darüber hinaus kann ein Tinnitus mit verschiedenen anderen Faktoren in Verbindung gebracht werden – zum Beispiel mit dem vegetativen Nervensystem und dem individuellen Stresspegel. Feststeht: Kein Tinnitus ist wie der andere. Und jede Person nimmt ihre Ohrgeräusche auf subjektive Weise wahr. Je nach Situation können die Geräusche auch sowohl in ihrer Tonart als auch Lautstärke variieren.

Da die Thematik äußerst umfangreich ist, ließe sich ein separates Buch über das Tinnitus-Phänomen verfassen – ein einzelnes Kapitel wird der Komplexität nicht gerecht. Daher belasse ich es an dieser Stelle bei diesem kleinen Exkurs und leite nun zu dem eigentlichen Fokus dieses Kapitels über: konkrete und umsetzbare Ratschläge, die den Umgang mit Ohrgeräuschen positiv beeinflussen können.

---

[69] Vgl. Goebel, 2008, S. 18.

Denn egal, ob es sich im individuellen Fall um einen tiefen oder pfeifenden Ton, ein Rauschen, Pfeifen oder Sausen handelt – Ohrgeräusche können je nach Ausprägung langfristig zu Schlaflosigkeit oder sogar zu Depressionen führen. Die Folge ist oftmals eine Beeinträchtigung der gesamten Lebensqualität. Es lohnt sich daher, verschiedene unbedenkliche Methoden zur Linderung oder für einen besseren Umgang mit der Situation auszuprobieren – selbst wenn es für manche Maßnahmen bislang keine Studien oder wissenschaftlichen Beweise zu ihrer Wirksamkeit gibt. Es gibt mittlerweile zahlreiche Betroffene, die berichten, ihren Tinnitus durch unterschiedliche Methoden sogar losgeworden zu sein. Es ist somit allemal einen Versuch wert, die Initiative zu ergreifen und verschiedene Möglichkeiten auszuprobieren.

Mögliche Maßnahmen zur Linderung und Akzeptanz von Ohrgeräuschen

Je nach Ausgangssituation und Lebensbeeinträchtigung ist bei einem akuten Tinnitus eine medikamentöse Behandlung denkbar. Dabei verabreichen Ärzte meist intravenös oder direkt ins Mittelohr Medikamente, die die Fließeigenschaften des Blutes und die Mikrozirkulation verbessern sollen, um die Durchblutung im Innenohr anzuregen, zum Beispiel Kortison.[70]

Zu betonen ist, dass es sich hierbei um eine mögliche Maßnahme für einen akuten Tinnitus handelt. Ein solches Verfahren bietet sich jedoch nicht für chronische Ohrgeräusche an. Davon abgesehen ist die Wirksamkeit einer intravenösen Behandlung mit Medikamenten bei Tinnitus

---

[70] Vgl. Goebel, 2008, S. 33.

umstritten.[71] Betroffene sollten sich diese Maßnahme daher gut überlegen und sich ärztlich aufklären lassen.

Aus diesen Gründen gehe ich in diesem Buch bewusst nicht weiter auf diese Maßnahmen ein. Es soll im Folgenden vorrangig um Alternativmedizin und gesundheitsfreundliche Hilfsmittel zur Linderung gehen, die Betroffene selbst in Angriff nehmen können. Darüber hinaus gebe ich auf Basis meiner eigenen Erfahrung Tipps, wie Betroffene lernen können, mit ihrem Tinnitus besser umzugehen.

Hinweis: *Die folgenden Mittel und Methoden gehen laut aktuellem Wissensstand bei ordnungsgemäßer Anwendung nicht mit gesundheitlich schädlichen Nebenwirkungen einher. Dennoch sollten jegliche Maßnahmen immer zuvor mit dem behandelnden Arzt besprochen werden.*

Hörgeräte

Es gibt spezielle Hörgeräte, die nicht nur eine Hörverbesserung ermöglichen, sondern auch dazu beitragen können, einen Tinnitus nicht mehr oder nicht mehr so stark wahrzunehmen. Bei diesen Hörgerät-Modellen ist ein sogenannter „Tinnitus Noiser“ eingebaut. Im Grunde ist er für nichts anderes zuständig, als das Gehirn auszutricksen, indem er ein leises Rauschen als Gegenton zum Tinnitus erzeugt. Nach einer gewissen Tragezeit stuft das Gehirn durch diesen Gegenton den Tinnitus anders ein als zuvor und schwächt dessen Relevanz und somit Präsenz ab.

Alternativ zum „Noiser“ gibt es auch Modelle mit eingebautem „Masker“. Diese basieren ebenfalls auf dem Prin-

[71] Vgl. Goebel, 2008, S. 34.

zip des Übertönens, aber mit einem lauteren Gegenton. Die Entwicklungen sind inzwischen so weit fortgeschritten, dass es für viele solcher Hörgerät-Modelle dazugehörige Apps mit Zugriff auf eine Klang- und Musik-Auswahl gibt. Durch die Vielzahl an Hörgeräten und die individuelle Ausgangssituation ist eine fachmännische Beratung des HNO-Arztes und Hörakustikers notwendig.

Tinnitus-App

Alternativ zu einem Hörgerät mit Noiser oder Masker können auch Tinnitus-Apps zu einer Linderung von Ohrgeräuschen beitragen. Dazu wird die Plastizität des Gehirns genutzt – also die Fähigkeit, neuronale Verbindungen neu zu organisieren und den auditiven Cortex (Großhirnrinde) in gewisser Weise umzuprogrammieren.

Es gibt hierfür mittlerweile verschiedene Apps mit unterschiedlichen Ansätzen. Manche Apps filtern gezielt die individuelle Tinnitus-Frequenz aus der favorisierten Musik des Betroffenen heraus. Es werden hierbei also nur die Nervenzellen stimuliert, die außerhalb des Bereichs der Tinnitus-Frequenz liegen. Das soll dazu führen, dass die abnormale Hyperaktivität der Zellen im geschädigten Bereich reduziert werden, wodurch die Wahrnehmung des Tinnitus gelindert werden soll.

Andere Apps setzen auf eine Kombination aus Klangtherapie, Meditation und Entspannungsübungen, um von den Ohrgeräuschen abzulenken und gleichzeitig Stress abzubauen. Es gibt sogar Programme, die in Kombination mit speziellen In-Ear-Kopfhörern eine Wärmebehandlung im Außen- und Mittelohr ermöglichen. Ziel ist hierbei, die

Durchblutung im Ohr zu fördern und so den Tinnitus einzudämmen.

Für hochwertige Apps lohnt sich meist der Weg über den HNO-Arzt. Einerseits, um die ausgewählte App mit einer genauen Tinnitus-Diagnose zielführend einzusetzen. Andererseits, um eine Kostenerstattung bei der Krankenkasse beantragen zu können. Es gibt mittlerweile viele Krankenkassen, die eine solche Tinnitus-Therapie finanziell unterstützen.

Musik- und Klangtherapie

Einen ähnlichen Ansatz wie die meisten Tinnitus-Apps hat auch eine Musik- und Klangtherapie. Durch aufmerksames Hören und speziell ausgewählte Musik bzw. Klänge wird eine Veränderung der Synapsen angestrebt – mit dem Ziel, dass der Tinnitus in den Hintergrund rückt. Anders als bei einer App werden Betroffene bei einer solchen Behandlung von einem Musiktherapeuten begleitet.

Einer ganzheitlichen Therapie liegt zunächst eine Ist-Analyse zugrunde. Der Therapeut ermittelt mit dem Betroffenen individuell die Hörgewohnheiten, -erfahrungen und -vorlieben. Auch kulturelle Interessen und musikalische Fähigkeiten fließen mit ein. Wichtig ist auch eine Dokumentation über die aktuelle Verfassung und wie der Betroffene den Tinnitus erlebt, wie stark eine eventuelle Schwerhörigkeit ausgeprägt ist und ob es neben den Ohrgeräuschen Begleitbeschwerden gibt.

Auf dieser Basis wählen der Therapeut und Betroffene geeignete Musik und Klänge aus. Dabei werden vor allem die Frequenzen, Instrumente, Mischung und Art der Tonerzeugung berücksichtigt. Sogar die Umgebung, in der das

Musikstück gehört werden soll, wird bestimmt. Erste Erfolge können sich bereits innerhalb weniger Tage bemerkbar machen, wenn die Therapie planmäßig durchgeführt wird.

Ginkgo biloba

Ganz weit oben auf der Liste, um Ohrgeräusche alternativmedizinisch zu lindern, stehen Ginkgo-Präparate. Ihr Wirkstoff basiert auf der „Ginkgo biloba“ – eine Baumart, die ihren Ursprung in China hat. Heute wird sie jedoch weltweit angebaut und wird neben ihrer Funktion als Zierbaum vor allem zu alternativmedizinischen Zwecken genutzt. Konkret werden dazu spezielle Extrakte aus den Blättern der Pflanze verwendet. In erster Linie ist Ginkgo biloba in pflanzlichen Arzneimitteln dafür bekannt, hirnorganische Funktionen zu unterstützen und zu einer Verbesserung der kognitiven Leistungs- und Konzentrationsfähigkeit beizutragen. Doch auch bei Ohrgeräuschen werden Ginkgo-Präparate immer häufiger angewandt.

In der Klinik, in der ich operiert wurde, legten mir die Ärzte nach der Diagnose meines irreversiblen Innenohrschadens ans Herz, ein solches Präparat gegen meinen Tinnitus auszuprobieren. Ziel soll sein, die Ohrgeräusche durch eine bessere Mikrodurchblutung im Ohr zu lindern. Derzeit mangelt es noch an repräsentativen Studien, die wissenschaftlich belegen, ob sich Ginkgo-Präparate nachweislich lindernd auf Ohrgeräusche auswirken oder ob es sich in Erfolgsfällen „nur“ um einen Placebo-Effekt handelt. Doch selbst das wäre für die Betroffenen eine erfreuliche Veränderung.

Grundsätzlich ist es aus Qualitätsgründen empfehlenswert, ein hochwertiges Produkt aus der Apotheke anstatt das günstigste aus der Drogerie auszuprobieren. Auch wenn viele Krankenkassen Ginkgo-Präparate finanziell nicht erstatten, ist es einen Versuch wert, sich beim Arzt ein Rezept ausstellen zu lassen und es einfach mal einzureichen. Außerdem sollten Betroffene dieser Behandlung ausreichend Zeit geben und nicht vorschnell urteilen. Meine Ärzte rieten mir, das Präparat mindestens acht Wochen lang diszipliniert einzunehmen, bevor ich Rückschlüsse ziehe. Aus meiner subjektiven Erfahrung heraus habe ich das Gefühl, dass sich die Ohrgeräusche tatsächlich durchschnittlich reduziert haben.

An dieser Stelle ist mir wichtig zu betonen, dass ich hiermit lediglich über meine Erfahrung berichte, jedoch keine Einnahmeempfehlung ausspreche. In jedem Fall sollten sich Betroffene aufgrund der individuellen Ausgangssituation vor der Einnahme eines Präparats immer ärztlich beraten lassen.

Hinweis: *Wie bei vielen anderen Arzneimitteln werden Magen-Darm-Beschwerden, Kopfschmerzen oder allergische Hautreaktionen als sehr selten auftretende Nebenwirkungen genannt. Die vollständige Liste möglicher Nebenwirkungen ist immer der Packungsbeilage des jeweiligen Arzneimittels zu entnehmen. Wichtig ist zudem – wie bei jedem Präparat –, sich vorher mit dem behandelnden Arzt über mögliche Wechselwirkungen abzustimmen, falls gleichzeitig andere Medikamente eingenommen werden.*

Akupunktur

Die Behandlungsmethode der Akupunktur kommt aus der traditionellen chinesischen Medizin. Dabei werden feine Nadeln eingesetzt und an speziellen Punkten in den Körper gestochen. Dort bleiben sie für rund zwanzig Minuten, bevor sie wieder entfernt werden. Ziel dieser Methode ist es, einen gestörten Energiefluss in heilende Bahnen zu lenken und die Selbstheilungskräfte des Körpers zu aktivieren. Konkret bei der Ohrakupunktur werden spezielle dünne Nadeln eingesetzt, die je nach Behandlungsform zusätzlich erwärmt werden.

Die Ohrakupunktur ist als Begleitbehandlung zur schulmedizinischen Behandlung zu verstehen, die sich positiv auf die Wahrnehmung von Ohrgeräuschen und deren vegetativen Begleiterscheinungen (zum Beispiel Schlafstörungen) auswirken kann. Dazu sind oftmals mehrere Sitzungen notwendig.

Bislang wird die Akupunktur von den meisten Krankenkassen in Verbindung mit einer Tinnitus-Therapie nicht anerkannt und daher nicht finanziell unterstützt. Dennoch lohnt sich der Versuch, sich bei der Krankenkasse zu informieren und eine Kostenerstattung zu beantragen.

Osteopathie

Ebenso wie die Akupunktur ist die Osteopathie als alternativmedizinische Ergänzung zu einer ärztlichen Behandlung zu betrachten. Insbesondere dann, wenn neben den Ohrgeräuschen auch Halswirbelsäulenbeschwerden vorherrschen, ist diese Option aussichtsreich für eine Linderung. Osteopathen arbeiten manuell, also mit ihren Händen. Ihr

Ziel ist es, Blockaden in Gelenken, Muskeln und dem Bindegewebe zu lösen. Dadurch können sich auch hartnäckige Muskelverspannungen lösen, was einen positiven Effekt auf die Wahrnehmung von Ohrgeräuschen haben kann.

Genau wie die Ohrakupunktur wird auch die Osteopathie von den meisten Krankenkassen als Tinnitus-Therapie nicht erstattet. Dennoch lohnt es sich auch in diesem Fall, sich bei der eigenen Krankenkasse nach Möglichkeiten zu erkundigen und eine Kostenerstattung zu beantragen.

Entspannungsübungen und Meditation

Egal, welche Methoden Betroffene einsetzen, um mit ihren Ohrgeräusche besser umzugehen, eines sollte unbedingt langfristig in den Alltag integriert werden: Übungen zur Entspannung. Es ist nachgewiesen, dass Stress, innere Unruhe, psychische Belastungen und Ärger oder Wut Ohrgeräusche verstärken können. Auslöser sind oftmals durch Stress verursachte Muskelverspannungen im Nacken- und Kieferbereich, die zu einer kontraproduktiven Nervenreizung führen.

Zudem können sich Ohrgeräusche in der subjektiven Wahrnehmung verstärken, wenn sie immer mehr in den Fokus rücken. Das bedeutet: Je mehr sich Betroffene auf die Geräusche konzentrieren und sich hineinsteigern, desto präsenter erscheinen sie. Und hier beißt sich die Katze in den Schwanz. Um den Fokus von den Ohrgeräuschen abzulenken und sich psychisch sowie physisch zu entspannen, können folgende Entspannungsmaßnahmen hilfreich sein:

- Meditation
- Autogenes Training
- Yoga
- Progressive Muskelentspannung

Der Vorteil dieser Maßnahmen ist, dass sie wahlweise in angeleiteten Gruppen oder Einzelcoachings, aber auch in Eigenregie zuhause durchgeführt werden können. Es gibt unzählige Videos, Blogs oder Podcasts, um sich mit den Themen vertraut zu machen und ihr Potenzial kennenzulernen. So gibt es beispielsweise geführte Meditationen, Klangmeditationen, Yoga-Onlinekurse (auch für Einsteiger) und auch Anleitungsvideos für Nacken- und Kiefermuskelmassagen. Je nachdem wie stark die Ohrgeräusche ausgeprägt sind, ist es insbesondere bei Massagen jedoch ratsam, regelmäßig eine professionelle Behandlung in Anspruch zu nehmen, um den bestmöglichen Effekt für die Muskelentspannung zu erzielen.

Tipps aus persönlicher Erfahrung

Seit meiner zweiten Operation am rechten Ohr leide ich selbst unter permanenten Ohrgeräuschen, obwohl vorher keine vorhanden waren. Der Auslöser ist laut Aussage der Ärzte ein Innenohrschaden in den Hochtonfrequenzen. Dieser wurde während des operativen Eingriffs durch eine zu hohe Lärmbelästigung verursacht und konnte auch mit einer intravenösen Kortison-Behandlung nicht rückgängig gemacht werden.

Bei mir äußern sich die Geräusche hauptsächlich in Form eines permanenten Rauschens kombiniert mit einem hellen, pfeifenden Unterton, der in seiner Lautstärke variiert. Es dauerte einige Wochen, bis ich mich an diese neue Situation gewöhnt hatte. Und es gab einige Momente, in denen hätte ich buchstäblich die Wände hochlaufen können, weil mich der Tinnitus in den Wahnsinn trieb.

Mit der Zeit habe ich jedoch festgestellt, dass die Lautstärke und Art der Geräusche je nach Gemütszustand, Stresslevel und Umgebungssituation schwanken. Vor allem wenn ich alleine bin und alles um mich herum ruhig ist, nehme ich die Geräusche stärker wahr. Und je mehr ich mich in einem solchen Moment auf sie konzentriere, desto präsenter werden sie.

Tipp 1: Zusammenhänge verstehen

Bevor Betroffene planlos sämtliche Dinge in Angriff nehmen, um die störenden Ohrgeräusche zu lindern, lautet mein erster Tipp: Befasse dich zunächst intensiver mit deinem Tinnitus und den möglichen Zusammenhängen. Denn Tinnitus ist nicht gleich Tinnitus. Während meine Ohrgeräusche beispielsweise vermutlich auf einen Innenohrschaden zurückzuführen sind, können sie bei dir in ganz anderen Ursachen wurzeln. Meistens greifen sogar mehrere körperliche Prozesse ineinander, und es gibt nicht nur einen einzigen Auslöser. Die Hörverarbeitung, Krankheiten oder Schäden im Ohr, das Nervensystem, Muskelverspannungen, die psychische Situation – all dies sind Faktoren, die bei Ohrgeräuschen eine Rolle spielen. Es ist hilfreich, sich damit auseinanderzusetzen, um die eigenen Ohrgeräusche besser zu verstehen und dann gezielt angehen zu können.

Tipp 2: Raus aus dem Kopf, rein in den Körper

In Situationen, in denen die Ohrgeräusche besonders stark sind, gibt es eine Methode, die mir immer hilft: Ablenkung! Sei es in Form eines Gesprächs, Hausarbeit oder Musik. Besonders wirksam empfinde ich körperliche bzw. sportliche Betätigung, um mich von den Ohrengeräuschen abzulenken. Meistens drehe ich die Musik auf und mache ein Homeworkout mit Hanteln oder Eigengewicht. Das Motto lautet: „Raus aus dem Kopf, rein in den Körper."

In Gesprächen mit anderen Betroffenen habe ich herausgefunden, dass sich der Tinnitus bei körperlich anstrengenden Sporteinheiten jedoch auch verstärken kann. Falls du zu diesen Personen zählst, probiere es statt eines Kraftsport-Trainings vielleicht mit Yoga oder Schwimmen.

Wichtig ist nur, in dem Moment Spaß an der Sporteinheit zu haben und sich nicht aus Zwang dazu zu überwinden. Denn das würde zu mentalem Stress und schlechter Laune führen, was den eigentlich erwünschten Effekt natürlich zunichte macht.

Tipp 3: In die Stille gehen

Mein dritter Tipp ist das genaue Kontrastprogramm zu dem vorherigen Ratschlag. Es gibt natürlich auch immer wieder Tage, an denen der Körper erschöpft, energielos und angespannt ist. In dem Fall wäre eine Sporteinheit sicher kontraproduktiv. Meist entscheide ich mich an solchen Tagen dafür, mich ganz bewusst auszuruhen und zu entspannen. Und das bedeutet für mich nicht, mich mit meinem Smartphone auf die Couch zu schmeißen. Glaub mir: Das ist für den Kopf alles andere als entspannend. Viel wertvoller ist es, sich von sämtlichen Geräten zu distanzieren und sich einfach mal nur mit sich selbst zu beschäftigen. Ich sage schon vorab, dass dies Geduld und vielleicht ein wenig Training erfordert. Denn die meisten Menschen sind es gar nicht mehr gewöhnt, einfach mal Stille und Nichtstun auszuhalten.

Um in die Stille zu gehen und mentalen Stress abzubauen, habe ich Meditationen für mich entdeckt. Dazu setze ich mich auf ein gemütliches Kissen, zünde mir eine Kerze an und schließe einfach die Augen. Je nach Stresspegel macht sich in den ersten Minuten oft innere Unruhe und Nervosität breit. Die Kunst ist, genau dieses Gefühl auszuhalten und bewusst zu spüren, wie es langsam abklingt. Was danach kommt, ist pure Entspannung für Körper und Seele. Oft produziert mein Körper dabei sogar richtige Glückshormone.

Meistens sitze ich zwischen 30 und 50 Minuten lang mit geschlossenen Augen einfach auf dem Boden, spüre in mich hinein, achte bewusst auf meine Atmung und hole mich mit all meinem Sein ins Hier und Jetzt. Beim Meditieren gibt es kein Richtig oder Falsch und auch nicht die perfekte Dauer. Selbst wenn du nur für zwei Minuten die Augen schließt und einmal bewusst in dich hinein hörst, kann sich ein Teil des Stresses schon abbauen.

Falls du eine Meditation noch nie ausprobiert hast, ist es empfehlenswert, mehrere Anläufe zu wagen, bevor du dir eine Meinung bildest. Ich habe es beispielsweise jahrelang immer wieder mit geführten Meditationen versucht, konnte mich aber nie fallen lassen und hatte keine Freude daran. Denn ich empfand sie immer eher anstrengend als entspannend. Erst nach meiner zweiten Otosklerose-Operation habe ich zum ersten Mal eine Meditation in völliger Stille ausprobiert und dabei festgestellt, dass das genau mein Ding ist. Seitdem sind Meditationen für mich aus meinem Alltag nicht mehr wegzudenken.

Probiere also einfach mal verschiedene Möglichkeiten aus. Für geführte Meditationen gibt es zahlreiche kostenfreie Videos und Podcasts oder auch Apps. Enorm wichtig ist, dass dir die Stimme des Trainers gefällt.

Alternatividee: *Falls du zu Meditationen noch keinen Zugang findest, kann ein Waldspaziergang eine tolle Alternative sein, um dich zu entspannen. Lass dafür dein Smartphone am besten zu Hause, um dein volles Bewusstsein der Natur und der beruhigenden Atmosphäre zu widmen. Das kann ebenfalls eine entspannende Wirkung auf deine mentale und körperliche Verfassung haben – und somit auch auf deine Ohrgeräusche.*

Tipp 4: Kiefermuskulatur mit Faszienball massieren

An Tagen, an denen mich nicht nur der Tinnitus, sondern auch ein Druckgefühl im Ohr und Kieferbereich stark belasten, nehme ich gerne einen Faszienball zur Hilfe. Dazu öffne ich meinen Kiefer leicht, lege den Ball von außen auf die Kiefermuskulatur auf und massiere den gesamten Bereich. Wichtig ist, dabei genug Druck aufzuwenden – auch wenn es leicht unangenehm ist. Wenn es sogar ein wenig schmerzt, ist das in der Regel ein Zeichen dafür, dass die Muskulatur stark verspannt ist. Um einen wirkungsvollen Effekt zu erzielen, sollte die Massage mit dem Ball mindestens zwei Minuten je Kieferseite dauern.

Eine anschließende Nackenmassage (entweder durch eine andere Person oder mit einer dünnen Faszienrolle) kann die Verspannungen und somit den Tinnitus zusätzlich positiv beeinflussen.

Im Internet gibt es einige gute Anleitungsvideos für Nacken- und Kiefermuskelmassagen mit Faszienbällen.

Tipp 5: Triggerpunkte herausfinden

Vor wenigen Wochen machte ich durch Zufall eine spannende Entdeckung. Ich saß ziemlich gestresst an meinem Schreibtisch. Das Rauschen in meinem Ohr war extrem penetrant und ich führte instinktiv meine Hand zum Kiefer, um die Muskulatur an meinem Ohr zu massieren. Plötzlich fand ich einen Triggerpunkt an meinem Kiefer, bei dessen Stimulation das Rauschen in meinem Ohr nahezu erlischt. Sobald ich den Druck von diesem Triggerpunkt wegnahm, kam das Rauschen unmittelbar zurück. Ein spannendes Selbstexperiment, das dich dazu anregen soll, deinen Körper näher kennenzulernen und vielleicht auch solche Triggerpunkte zu finden.

Setze dich dazu in einen stillen Raum und schließe die Augen. Konzentriere dich auf deine Ohrgeräusche und nimm sie ganz bewusst war. Dann taste mit deinen Fingern deinen Kiefer und den Schädelbereich rund um deine Ohren ab. Übe mit deinen Fingern an verschiedenen Stellen der Muskulatur und Nerven punktuell einen festen Druck aus und halte ihn für einen Moment. Hörst du eine Veränderung in deinen Ohrgeräuschen? Dann stimuliere diesen Punkt für einen Moment, um Stress abzubauen und dich kurzfristig zu entspannen.

Tipp 6: Freund statt Feind

Mein letzter Tipp liegt mir ganz besonders am Herzen. Denn bei diesem geht es nicht um konkrete Maßnahmen gegen deine Ohrgeräsuche, sondern um deine mentale Einstellung.

Was hältst du von der Vorstellung, deine Ohrgeräusche positiv zu verknüpfen? Das klingt im ersten Moment sicher abstrus, kann aber unglaublich hilfreich sein. Ich habe mir beispielsweise antrainiert, meinen Tinnitus als liebevolles Signal meines Körpers zu deuten. Ich nenne es: Meeresrauschen. Sobald es lauter wird, schickt mir mein Körper sozusagen ein Zeichen, dass es an der Zeit ist, meiner Gesundheit wieder mehr Aufmerksamkeit zu widmen und mich auszuruhen.

Vielleicht hilft dir diese Methode auch, um deine Ohrgeräusche anzunehmen und es zu schaffen, mit ihnen anstatt gegen sie zu arbeiten. Denn wenn dein Tinnitus zu deinem Freund wird, der dich vor Stress warnt, siehst du ihn schon bald aus einer ganz anderen Perspektive.

KAPITEL 6

Persönliche Erfahrungsberichte

In zahlreichen Gesprächen mit anderen Otosklerose-Betroffenen kristallisierte sich ein gemeinsames Bedürfnis von Anfang an heraus: der Austausch mit anderen Betroffenen.

Die Beweggründe dafür sind so vielfältig wie die individuellen Situationen. Während sich die einen danach sehnen, Tipps für den Umgang mit den Symptomen zu erhalten, suchen andere ermutigende Geschichten, die die Angst vor einer Operation lindern. Doch ganz egal, aus welchen Gründen sich Betroffene austauschen wollen, der Effekt ist für uns alle derselbe: das beruhigende Gefühl, mit der Krankheit nicht allein zu sein und verstanden zu werden. Denn niemand, der nicht selbst unter diesen Ohrbeschwerden mit Schwerhörigkeit, Tinnitus oder Schwindel leidet, kann die Auswirkungen dieser Umstände auf die Lebensqualität nachempfinden. Deswegen kommt diesem Teil des Buchs eine besondere Bedeutung zu.

Individuelle Geschichten mit einer Gemeinsamkeit

Es war mir wichtig, neben der theoretischen Aufklärung über die Krankheit auch über praktische Geschichten aus dem Leben zu berichten. Dazu erzähle ich nicht nur meine eigene Geschichte. Ich habe fünf weitere Betroffene interviewt, die ganz unterschiedliche Erfahrungen mit der Otosklerose gesammelt haben. Die Berichte verdeutlichen einerseits, wie verschieden sich die Symptome und Krankheitsverläufe gestalten können. Andererseits führen sie vor Augen, wie unterschiedlich die Ergebnisse einer Operation ausfallen können.

Besonders viel Wert habe ich darauf gelegt, die Geschichten so nahbar wie möglich zu verfassen und die Gefühle der Betroffenen zu transportieren. Obwohl jede der Geschichten einzigartig ist und ihren eigenen Charakter hat, haben dennoch alle eine Gemeinsamkeit: den Fokus auf das Positive – selbst in den Fällen, in denen nicht alles planmäßig verlief oder bei denen es zu Komplikationen kam.

Schon beim Blick in das Inhaltsverzeichnis fällt auf, dass in den Erfahrungsberichten kein Mann auftaucht. Das ist selbstverständlich keine Absicht, nur weil die Krankheit überwiegend Frauen betrifft. Ich habe mir wirklich gewünscht, auch einen männlichen Betroffenen zu interviewen. Leider habe ich jedoch noch niemanden dafür ausfindig machen können.

Die Plattform für Betroffene, um sich zu verbinden

Während meiner Recherchen und Interviews für dieses Buch habe ich zudem feststellen dürfen, dass die Otosklerose eine Krankheit ist, die verbindet!

Doch wo können sich Betroffene zentral und ortsunabhängig treffen, um sich untereinander auszutauschen und Kontakte zu knüpfen? Über Instagram laufen Gespräche meist nur in Direktnachrichten ab. Und Facebook ist für viele nicht mehr der Social-Media-Kanal erster Wahl.

Aus der Frage heraus, wie es möglich wäre, Betroffene an einem zentralen und einfach zugänglichen Ort miteinander zu verbinden, entstand die Idee zu einer Online-Plattform bzw. einem Forum.

In diesem Forum dreht sich alles um die Otosklerose und deren Begleiterscheinungen. Zu verschiedenen Kategorien und Themen können Betroffene Beiträge erstellen, sich in Gemeinschaftschats gegenseitig unterstützen und Kontakte knüpfen. So kann jeder in einem geschützten und liebevollen Umfeld seine Fragen zu der Krankheit stellen, die eigene Geschichte teilen oder auch Ängste und Zweifel loswerden.

Es gibt nur eine einzige Regel: Panikmache und Negativität sind unerwünscht. Stattdessen stehen Zuversicht, Zusammenhalt und eine positive Atmosphäre im Fokus. Denn das Forum soll ein Ort sein, an dem sich alle Betroffenen wohlfühlen und im besten Fall ermutigt und bestärkt werden. Ich bin mir sicher, dass auf diese Weise eine bereichernde Community entstehen kann, die eine echte Veränderung für die Zukunft bewirkt.

Verbinde auch du dich und werde Teil dieses Netzwerks für gegenseitige Unterstützung:

https://austausch.otosklerose-erfahrung.de

Nun wünsche ich dir viel Freude beim Lesen der inspirierenden und ermutigenden Erfahrungsgeschichten von Alina, Steffi, Tatjana, Annabel, Natascha und mir. Falls du dabei den Impuls verspürst, deine Geschichte ebenfalls teilen zu wollen, nutze dazu gerne das Forum.

6.1 Erfahrungsbericht der Autorin Tabea

Geburtsjahr: 1991
Betroffenes Ohr: links und rechts
Operation: links Mai 2019, rechts Februar 2021
Betäubung: Vollnarkose (in beiden Fällen)
Klinik: St. Elisabeth Krankenhaus Köln-Hohenlind
Symptome vor der OP: zunehmende Schwerhörigkeit, Geschmacksstörung
Komplikationen nach der OP: links keine, rechts Lärmtrauma im Innenohr
Besonderheiten: vorübergehende Geschmacksstörung und kurzzeitig taube Zunge nach der 2. OP

Ein Freund sagte einst zu mir: „Tabea, egal, was dir passiert, alles geschieht für dich.“ Ich wusste, was er mir damit sagen wollte: dass ich in allem, was mir widerfährt, das Positive entdecken kann und dass alles im Leben irgendwann Sinn ergibt. Auch meine Krankheit. Natürlich sind manche Sätze in herausfordernden Situationen leichter gesagt als verinnerlicht. Doch ich kann aus eigener

Erfahrung sagen, dass es sich lohnt, sie dennoch immer im Hinterkopf zu behalten.

Wenn du meine Erfahrungsgeschichte liest, wirst du feststellen, dass ich nach meiner zweiten Operation mit Komplikationen zu kämpfen hatte. Und glaub mir: Das war eine verdammt harte Zeit. Eine Zeit, die mich viel Kraft gekostet, aber die mir im Nachhinein doppelt so viel Glück beschert hat. Manchmal entpuppen sich die vermeintlich härtesten Phasen als jene Lebensabschnitte, in denen wir am meisten wachsen und lernen. Und bevor du nun erfährst, welchen Lauf meine Geschichte mit der Otosklerose genommen hat, möchte ich eines vorwegnehmen: Mein Freund hatte recht.

Wie ich den Hörverlust bemerkte

Ich war in Thailand, als ich die Otosklerose im Jahr 2018 zum ersten Mal spürte. Damals arbeitete ich von überall aus der Welt als selbstständige Redakteurin und führte regelmäßig Interviews für Magazin- und Blogartikel. Normalerweise nutzte ich dazu ein Headset mit In-Ear-Kopfhörern für beide Ohren. Vermutlich war mir dadurch meine schleichend zunehmende Hörverschlechterung lange nicht aufgefallen. Deswegen erinnere ich mich noch genau an den Tag, an dem ich ausnahmsweise mal nicht mit Headset telefoniert hatte. Da ich Rechtshänderin bin und mir während Telefonaten immer Notizen mache, hielt ich den Hörer an mein linkes Ohr. Es war das anstrengendste Interview, das ich je geführt hatte. Nicht inhaltlich, sondern weil ich akustisch so gut wie nichts von dem verstand, was mir mein Gesprächspartner erzählte. Ich presste den Hörer so stark an meine Ohrmuschel, dass sie schon nach kurzer Zeit schmerzte. Und ich dachte in dem Moment wirklich, mein Handy sei kaputt! Erst als ich nach ein paar Gesprächsminuten den Hörer auf die andere Seite wechselte, um meine Ohrmuschel zu entlasten, fiel es mir wie Schuppen von den Augen: Nicht das Telefon war kaputt, sondern mein linkes Ohr. Denn mit dem rechten Ohr konnte ich plötzlich jedes einzelne Wort glasklar hören. Ich war irritiert und geschockt.

Die Verdachtsdiagnose schon beim ersten Arztbesuch

Wenige Wochen und zwei Hörtests später saß ich im Behandlungsraum meines lokalen HNO-Arztes. Er bestätigte mir Schwarz auf Weiß, was ich während des besagten Interviews wahrgenommen hatte: Mein linkes Ohr funktionierte nicht mehr so, wie es sollte. Das Hörtestergebnis zeigte, dass mein Hörvermögen über die Schallwellenleitung auffällig schlecht war. Bildlich gesprochen: Leichten Regen oder sehr leise Gespräche konnte ich links schon gar nicht mehr hören.

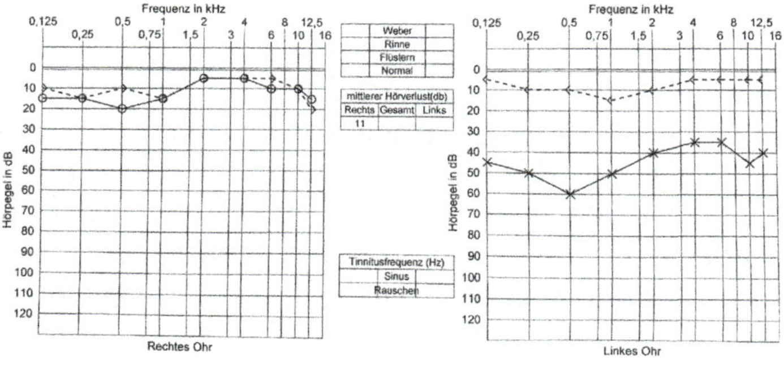

Da sich mein Hörvermögen über die Knochenleitung jedoch in einem normalen Bereich bewegte, war sich mein Arzt schnell sicher:

„Sie leiden vermutlich unter Otosklerose, Frau Lettau“, sagte er.

Ich war überfordert und verstand kein Wort.

„Das ist eine Krankheit, bei der es zu einer Verknöcherung im Ohr kommt. Diese führt zu einer zunehmenden Schwerhörigkeit und kann eine irreparable Ertaubung zur Folge haben“, ergänzte der Arzt.

Auch nachdem er das Wort „Otosklerose“ auf meine Bitte erneut aussprach, kam es mir vor, als würde er Chinesisch sprechen. Er schrieb mir dieses kuriose Wort auf einen Zettel. Dann drückte er mir noch eine Überweisung für eine spezialisierte HNO-Klinik in die Hand und erklärte mir, dass das Fortschreiten dieser Krankheit nur mit einer Operation aufzuhalten sei.

„Sie wollen ja nicht schon mit Mitte zwanzig Hörgeräte tragen“, ergänzte er lächelnd.

Internet-Recherchen und eine zweite Meinung

An dem Tag glühte mein Laptop vor lauter Internet-Recherchen. Ich wollte genau wissen, was es mit dieser Krankheit auf sich hat, die sich da in meinem Ohr breitmacht. Die Rechercheergebnisse waren jedoch ernüchternd. Aus meiner Verunsicherung heraus suchte ich im Internet schließlich nach einem gut bewerteten Arzt in Köln, um mir eine zweite Meinung einzuholen. Auch dieser kam nach einem aussagekräftigen Hörtest mit denselben Worten um die Ecke:

„Sie leiden vermutlich unter Otosklerose."

So war es nun. Zwei Ärzte mit ein und und derselben Vermutung. Da beide Ärzte ziemlich entspannt mit der Situation umgingen und sagten, die Operation müsse in meinem Fall nicht schnellstmöglich durchgeführt werden, entschied ich, erstmal abzuwarten.

Ich ahnte, dass mich dieser Eingriff für einige Wochen ausknocken würde. Doch ich stand genau zu dem Zeitpunkt vor einem beruflichen Highlight, das ich unbedingt verwirklichen wollte. Also entschied ich, in Absprache mit den Ärzten, mich erst ein Dreivierteljahr später operieren zu lassen. Ich hatte in keinem Moment Zweifel, die Operation durchführen zu lassen. Meine Angst vor der Prophezeiung, möglicherweise irreparabel zu ertauben, war zu groß.

Ein Dreivierteljahr später fand die erste OP statt

Mein Hörvermögen war in der Zwischenzeit noch schlechter geworden. In den tiefen Frequenzen kratzte ich mit meinem linken Ohr bereits an 70 dB Hörverlust und steuerte auf eine hochgradige Schwerhörigkeit zu. Das folgende Tonaudiogramm ist wenige Tage vor meiner ersten Operation entstanden.

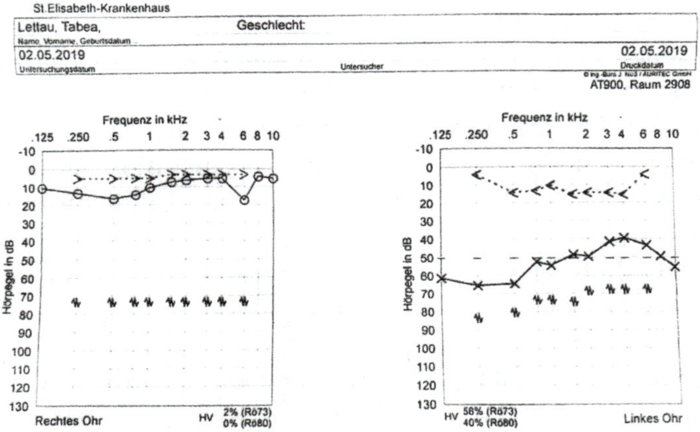

Nach verschiedenen Voruntersuchungen, Aufklärungen und Anästhesist-Gesprächen war es dann so weit. Am frühen Morgen des 5. Mai 2019 lag ich nur mit einem OP-Hemdchen, Höschen und Thrombosenstrümpfen bekleidet im Krankenhausbett und wartete darauf, in den OP-Saal geschoben zu werden. Ich war unbeschreiblich nervös und spürte, dass mein ganzer Körper zitterte. Doch ich versuchte, nicht zu weinen und mich stattdessen mit tiefen Atemzügen zu beruhigen.

Das Kuriose ist: Bei meiner ersten Operation hatte ich weniger Angst davor, dass es zu Komplikationen mit der Steigbügel-Prothese kommen würde, sondern vielmehr davor, dass mein Gesichtsnerv beschädigt werden könnte. Es war für mich eine Horrorvorstellung, mit einer Gesichtslähmung aus der Vollnarkose aufzuwachen. Heute weiß ich, dass das Risiko einer Gesichtsnervbeschädigung so gering ist, dass ich mich darum nicht so hätte sorgen müssen. Aber in Stresssituation feiern meine Gedanken manchmal eben ihre eigene Party und malen sich die wildesten Sachen aus.

Der Eingriff verlief ohne Komplikationen

„Sie werden gleich tief und fest schlafen. Zählen Sie jetzt von zehn runter“, das waren die letzten Worte der Anästhesistin, an die ich mich vor der OP erinnere.

Ich weiß nicht einmal, ob ich es überhaupt bis zur Neun geschafft habe. Plötzlich kribbelte mein Arm und mir wurde schummrig. Das Nächste, woran ich mich erinnere, ist die Decke des Aufwachraums. Als ich die Augen öffnete, griff ich mir zuerst in mein Gesicht. Erleichterung pur, als ich spürte, dass alles in Ordnung zu sein schien. Keine Gesichtslähmung!

„Es ist alles ohne Komplikationen verlaufen, Frau Lettau“, teilte mir ein Arzthelfer in demselben Augenblick mit.

Ich war beruhigt und noch ziemlich benommen, als mich zwei Krankenschwestern daraufhin zurück in das Krankenhauszimmer brachten, in dem ich die nächsten drei Tage verbringen würde.

Den Rest des Tages war ich hundemüde und schlief sehr viel. Dafür, dass es die erste Operation meines Lebens war, ging es mir den Umständen entsprechend gut. Auch die Vollnarkose hatte ich gut vertragen. Mir war nur in der ersten Stunde nach der OP ein wenig flau im Magen. Vielleicht lag es an der Narkose. Vielleicht aber auch daran, dass ich seit rund zwanzig Stunden einen leeren Magen hatte. Das flaue Gefühl verschwand, nachdem ich eine Kleinigkeit gegessen hatte. Dafür ließ mich mein Kreislauf noch einige Zeit spüren, dass der Eingriff kein Spaziergang gewesen war. Mein Blutdruck war sehr niedrig und mir war ein wenig schwindelig. Nicht so sehr, dass ich Angst hatte, aber stark genug, dass ich nur wackelig auf meinen Beinen unterwegs war. Deswegen verließ ich das Bett nur, wenn mich meine Blase ins Bad zwang.

Wackelig auf den Beinen und ein schummriges Gefühl

Auch die darauffolgenden Tage war ich noch sehr schwach. Nahezu stündlich kam ein netter Krankenpfleger zu mir ans Bett und checkte meinen Puls, Blutdruck und die Temperatur. Obwohl ich viel aß und etliche Liter Wasser trank, stabilisierte sich mein Kreislauf nur langsam. Besorgt war ich deswegen nicht. Vermutlich weil ich mich im Krankenhaus sicher fühlte und weil mich die Ärzte bei den morgendlichen Visiten jedes Mal aufs Neue beruhigten:

„Ihr Zustand ist so kurz nach einer Mittelohr-OP vollkommen normal."

Auch um das Schwindelgefühl sollte ich mir keine Sorgen machen. Klar – die Operation fand schließlich in der Nähe des Gleichgewichtsorgans statt. Und dass mein Ohr vermutlich ein wenig Zeit brauchte, um sich mit dem neuen Fremdkörper anzufreunden, war logisch.

Bevor es endlich nach Hause ging, machte ich am Tag der Krankenhausentlassung einen Hörtest. Auf dem operierten Ohr konnte nur das Hörvermögen über die Knochenleitung kontrolliert werden, da sich im Gehörgang eine Tamponade befand, um mein Ohr vor Infektionen zu schützen. Alles war im grünen Bereich und so durfte ich zurück in meine eigenen vier Wände.

Die Genesungszeit zuhause – Entspannung pur!

Die einstündige Autofahrt nach Hause ähnelte einer unfreiwilligen Achterbahnfahrt. Nicht nur, weil die Fahrtwindgeräusche unangenehm waren, sondern weil ich vor jeder Erschütterung – zum Beispiel durch Straßenunebenheiten – Angst hatte. Ich hatte mich in das Szenario hineingesteigert, dass die eingesetzte Steigbügel-Prothese verrutschten könnte. Natürlich passiert das nicht so schnell. Dennoch war ich übervorsichtig. Und so verbrachte ich die nächsten zwei Wochen ausschließlich im Bett und auf der Couch – mit Büchern, Malblöcken und meinem Handy.

Was ziemlich öde klingt, tat mir tatsächlich unglaublich gut. Es war eine Zeit der Entschleunigung und Ruhe. Ich hatte mich völlig auf meine Genesung konzentriert und spürte, dass mein Körper diese Entspannung brauchte.

Der Schwindel hielt noch für knapp drei weitere Wochen an. Abgesehen davon, dass ich mich dauerbetrunken fühlte, ging es mir jedoch gut – bis zu dem Tag, an dem ich morgens einen blutähnlichen Fleck in der Mullbinde meines Ohrenschutzes entdeckte.

In der großen Klinik, in der ich operiert wurde, schien es mir utopisch, einen Facharzt ans Telefon zu bekommen. Daher führte mich mein erster Impuls ins Internet, um möglichst schnell zu erfahren, was es mit diesem Fleck auf sich haben könnte. Nach einiger Recherchezeit las ich, dass es zu einem bedenkenlosen bräunlich-roten Ausfluss kommen kann, solange die Tamponade noch im Gehörgang liegt. Da schon wenige Stunden nach diesem kleinen Schockmoment der Termin für die Tamponaden-Entfernung im Kalender stand, entschied ich, bis dahin möglichst ruhig zu bleiben.

Der Moment der Tamponaden-Entfernung: meine neue Superkraft

Dann war es endlich so weit. Der Moment war gekommen, in dem ich feststellen würde, ob ich auf dem operierten Ohr wieder besser hören kann. Ich kann nicht in Worte fassen, wie nervös ich war. Die Ärztin entfernte erst den Ohrenschutz. Natürlich sicherte ich mich noch mal ab, dass der bräunlich-rote Fleck unbedenklich war. War er! Daraufhin entfernte die Ärztin die Fäden am Schnitt in der Ohrmuschel und hantierte dann mit einem Instrument in meinem Ohr herum. Es war ein wenig unangenehm, tat aber nicht weh. Doch selbst wenn es wehgetan hätte, wäre der Schmerz wenige Sekunden später vergessen gewesen. Denn was dann passierte, werde ich in meinem Leben nie wieder vergessen: Alles war plötzlich unfassbar laut!

Die Ärztin legte das Instrument zurück in eine Schale und sagte etwas, an das ich mich nicht mehr erinnere. Denn alles, worauf ich mich in dem Moment konzentrieren konnte, war dieses Gefühl, ein freies, funktionierendes Ohr zu haben. Ich war zunächst völlig überfordert, da alles blechern und metallisch klang.

„Das ist völlig normal. Sie haben auf dem Ohr so lange kaum etwas gehört, sodass Ihnen jetzt erst mal alles sehr laut und blechern vorkommt. In ein paar Tagen hat sich Ihr Gehirn an das zurückerlangte Hörvermögen gewöhnt“, so die Ärztin.

Wow! Es fühlte sich an, als hätte ich von der einen auf die andere Sekunde eine Superkraft entwickelt! Ich hörte die Gespräche in den Nachbarräumen. Ich hörte aus vielen Metern Entfernung Türen ins Schloss fallen. Ich hörte sogar die Toilettenspülung des Patienten-WCs am anderen Ende des Gangs. Ich hörte einfach alles Mögliche. Tränen schossen mir in die Augen vor lauter Glück. Wenige Minuten später bestätigte ein aktuelles Hörtestergebnis den Erfolg. Mein Hörvermögen war auf dem operierten Ohr nahezu wieder so gut, als wäre ich nie krank gewesen. Das folgende Hörtestergebnis ist eine Woche nach der Tamponaden-Entfernung in einer HNO-Praxis entstanden:

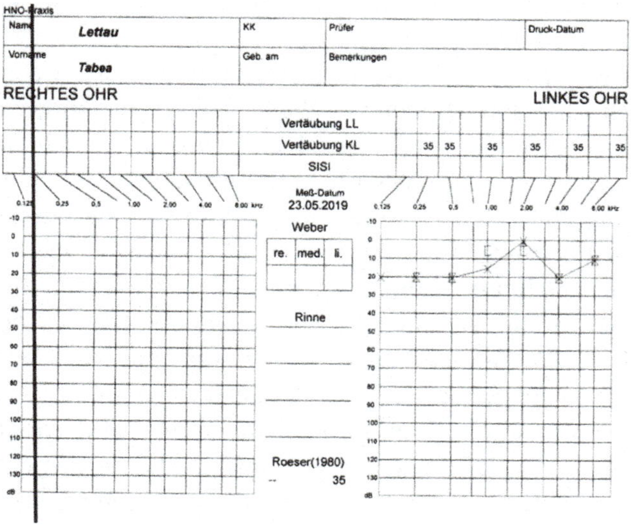

Dass ich bereits so kurz nach der Operation so gut hören konnte, ist eine echte Ausnahme. Im Normalfall dauert es bis zu drei Monate, bis sich das vollständige Hörergebnis eingependelt hat. Mit einem solchen Ergebnis, wie ich es auf dem linken Ohr hatte, sollte daher niemand so kurz nach einer Steigbügeloperation rechnen. Und dass diese Ausnahmesituation zwei Jahre später für eine Menge Nervosität sorgen würde, ahnte ich zu dem Zeitpunkt noch nicht.

Seit der OP beschwerdefrei auf dem linken Ohr

Drei Tage nach der Tamponaden-Entfernung durfte ich einen in Wundgel eingetauchten Streifen aus meinem Ohr herausziehen. Diesen hatte mir die Ärztin nur eingesetzt, um den Gehörgang zu pflegen.

Bis zur dritten Woche nach der OP war mir zwischenzeitlich immer noch schwindelig – vor allem dann, wenn ich an der frischen Luft spazieren ging. Doch ich hatte keine Angst, sondern Vertrauen, dass nach wie vor alles in Ordnung ist. Ein erneuter Kontrolltermin bei meinem HNO-Arzt bestätigte mir dies. Und so durfte ich sechs Wochen nach der OP bereits vorsichtig mit leichten Sportübungen anfangen. Acht Wochen später tanzte ich sogar mit einer Freundin auf einem Partyschiff (natürlich immer in sicherer Entfernung zu den Musik-Boxen).

Ich hatte ein enorm großes Stück an Lebensqualität zurückerlangt. Das Einzige, was mir im Laufe der ersten Monate nach der OP noch auffiel, waren zwischenzeitliche, stichartige leichte Schmerzen. Diese traten jedoch nur ganz selten und für den Bruchteil einer Sekunde auf und waren laut der Ärzte nichts Beunruhigendes.

Ein Jahr später: Mein rechtes Ohr zieht nach

Nachdem die erste Operation die Vermutung bestätigte, dass ich an der Otosklerose erkrankt bin, prophezeiten mir die Ärzte schon, dass das andere Ohr vermutlich irgendwann nachzieht. Natürlich hoffte ich die ganze Zeit, dass es gesund bleiben würde. Leider stellte ich im Spätsommer 2020 jedoch fest, dass ich die Lautstärke der Musikboxen langsam, aber stetig immer höher drehen musste, um die Musik gut zu verstehen. Und auch bei Gesprächen fiel es mir zunehmend schwer, akustisch alles zu verstehen.

Ich war mir sicher: Die Otosklerose hatte sich nun auch über mein rechtes Ohr hergemacht. Herzlichen Glückwunsch! Ein kurzer Besuch bei meinem HNO-Arzt bestätigte mein Gefühl. Auf der rechten Seite breitete sich sie Otosklerose jedoch schneller aus als auf der linken.

Da die erste Operation so perfekt verlaufen war, gab es für mich keinen Zweifel, mich erneut in derselben Klinik operieren zu lassen. Ich hatte großes Vertrauen aufgrund meiner sehr guten Erfahrung und wollte es einfach nur hinter mich bringen. Vor meinem inneren Auge sah ich mich bereits mit zwei Superkraft-Ohren durch die Weltgeschichte tanzen. Ganz so wie in meiner Vorstellung verlief es dieses Mal jedoch leider nicht.

Kuriose Geschmacksstörung zwei Wochen vor der OP

Bereits zwei Wochen vor dem OP-Termin bemerkte ich eine kuriose Geschmacksveränderung in meinem Mund. Nicht nur während auch zwischen den Mahlzeiten nahm ich einen metallisch-sauren Geschmack wahr – selbst unmittelbar nachdem ich mir die Zähne geputzt hatte. Weder Mundspülungen, noch Wasser trinken, noch Zahnseide zeigten eine Wirkung. Der Geschmack blieb. Er machte mich wahnsinnig. Also vereinbarte ich wenige Tage vor meiner OP einen Termin bei meinem HNO-Arzt, damit er sich meine Zunge und meinen Rachen anschaute. Nachdem der Arzt keinen Auslöser feststellen konnte, stand ich vor einem großen Fragezeichen. Kurzzeitig dachte ich sogar, die Geschmacksverirrung sei psychosomatisch bedingt. Denn sie wurde von Tag zu Tag immer stärker, je näher es auf den OP-Termin zuging. Letztlich war sie so weit fortgeschritten, dass ich den Geschmackstest am Tag der Voruntersuchungen im Krankenhaus nur mit Ach und Krach bestanden hatte. Trotz meines gestörten Geschmackssinns stand der Operation jedoch nichts im Wege. Das folgende Tonaudiogramm ist zwei Tage vor meiner Operation des rechten Ohrs entstanden:

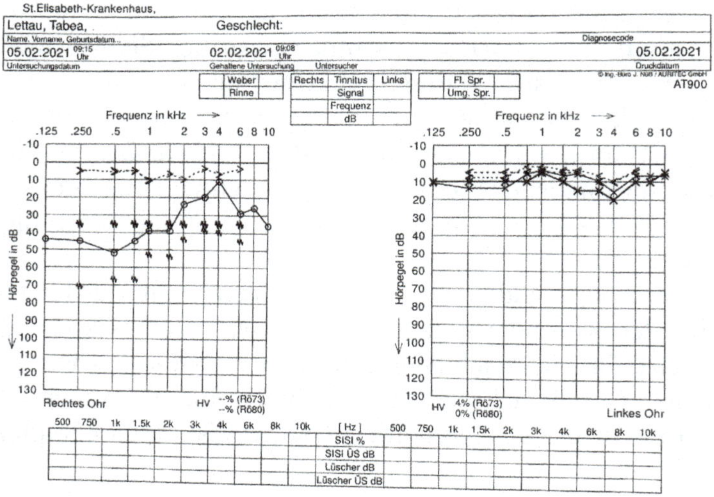

Auch die zweite OP verlief ohne technische Komplikationen

Obwohl ich das Procedere bereits kannte und die gleiche OP in demselben Krankenhaus schon mal erlebt hatte, war ich sehr angespannt. Genau wie in 2019 wurde ich auch auf der rechten Seite unter Vollnarkose operiert. Doch anders als nach der ersten OP war ich schon kurz nach dem Eingriff erstaunlich fit. Bereits wenige Stunden später konnte ich mich ohne Schwindel durch das Zimmer bewegen. Mein Kreislauf war stabil, mir war nicht übel und ich fühlte mich insgesamt wirklich gut. Ich dachte, dass es dieses Mal noch besser als beim ersten Mal gelaufen sei. Aber damit war ich zu voreilig.

Jedenfalls hatte ich unmittelbar nach der OP eine Antwort auf meine kuriose Geschmacksstörung. Sie war nicht psychosomatisch bedingt. Stattdessen war mein Geschmacksnerv auf der Seite, die operiert wurde, schon vor der OP an der Knochenwand festgewachsen. Die Vermutung liegt nahe, dass es einen Zusammenhang zur Otosklerose gibt – sicher bestätigen wollten mir die Ärzte dies aber nicht.

Der operierende Arzt hatte den Nerv während der OP von der Knochenwand gelöst. Dadurch war er so stark gereizt, dass ich nach dem Eingriff zunächst so gut wie gar keinen Geschmack mehr wahrnehmen konnte. Außerdem war die rechte Zungenhälfte von vorne bis hinten komplett taub.

An dieser Stelle nehme ich vorweg, dass es rund fünf Wochen gedauert hat, bis sich mein Geschmackssinn und das taube Gefühl einigermaßen normalisiert haben. Heute, ein halbes Jahr nach der OP, habe ich zwischenzeitlich noch leichte Geschmacksstörungen und das taube Gefühl der rechten Zungenhälfte ist nur noch ganz dezent. Die Ärzte hatten mir schon unmittelbar nach der OP mitgeteilt, dass es mehrere Wochen oder gar Monate dauern kann, bis sich der Nerv wieder beruhigt. Deswegen mache ich mir keine Sorgen und vertraue, dass sich mein Empfinden wieder komplett normalisieren wird.

Die erste Auffälligkeit, dass etwas nicht stimmte

Am Tag der Krankenhausentlassung musste ich den obligatorischen Hörtest machen, bei dem auf dem operierten Ohr nur die Knochenleitung getestet wurde. Bereits zu diesem Zeitpunkt gab es die erste Auffälligkeit.

„Zwei Werte in dem Hörtest weichen von der Norm ab. Das ist erst mal nicht beunruhigend. Kommen Sie aber bitte vorsichtshalber in einer Woche noch mal für einen erneuten Hörtest in unsere Nachsorge-Sprechstunde“, mit diesen Worten wurde ich verabschiedet und freute mich erst mal nur auf mein Zuhause.

Beunruhigt war ich dennoch und bewegte mich in den Folgetagen ganz besonders vorsichtig, um den Sitz der Prothese nicht zu gefährden. Als eine Woche später der erneute Hörtest gemacht wurde, schien alles in Ordnung zu sein.

An dieser Stelle ein wichtiger Hinweis: Setz dich bei Hörtests nicht unter Druck! Ich war vor und während dieses Hörtests so nervös gewesen, dass ich nicht mehr klar zuordnen konnte, auf welcher Seite ich die Töne hörte. Denn ich habe festgestellt, dass der Ton ab einer bestimmten Lautstärke auch auf der Seite zu hören ist, die in dem Moment gar nicht getestet wird. Das hat bei mir dazu geführt, dass ich auf den Button gedrückt habe, sobald ich einen Ton hörte. Erst hinterher hatte ich realisiert, dass ich ihn in zwei Fällen impulsiv auf der falschen Seite wahrgenommen hatte. Dies kann das Ergebnis des Hörtests verfälschen.

Der Schock-Moment bei der Tamponaden-Entfernung

Ich hatte mich auf den Tag gefreut, doch gleichzeitig war ich unbeschreiblich nervös. Würde ich denselben Effekt erfahren wie beim ersten Mal? Würde ich plötzlich alle Umgebungsgeräusche wieder ganz laut wahrnehmen? Ich versuchte, so unvoreingenommen wie möglich zu sein – was natürlich schwierig war, nachdem sich mein linkes Ohr nach der OP als Super-Ohr entpuppt hatte.

Und dann saß ich dort auf dem Behandlungsstuhl. Ich hielt der Ärztin mein Ohr entgegen und biss die Zähne zusammen, als sie zunächst die Fäden aus der Ohrmuschel entfernte. So unangenehm war es beim ersten Mal nicht gewesen. Dann spürte ich, wie sie mit einem Instrument in meinem Gehörgang herumhantierte. Eine Art Mini-Sauger kam zum Einsatz und ich sah, wie eine blutrote Masse durch einen durchsichtigen Schlauch abgesaugt wurde. Das Geräusch erlosch und die Ärztin sagte:

„So!“

„Ist die Tamponade schon raus?“, fragte ich irritiert.

„Ja, ich habe gerade alles entfernt und Ihr Ohr von innen ausgesaugt“, antwortete die Ärztin.

Ein Schauer lief mir über den Rücken. Das konnte nicht sein. Ich spürte keinen Unterschied zu vorher. Mein Ohr fühlte sich noch immer verstopft an. Und der erwartete laute, blecherne Klang blieb aus. Verunsicherung machte sich in mir breit.

„Ich höre dieses Mal gar nicht so klar und laut wie beim ersten Mal“, sagte ich.

Die Ärztin drückte mir einen Zettel in die Hand: „Gehen Sie erst mal zum Hörtest und dann sehen wir uns gleich wieder.“

Hochdosierte Kortison-Behandlung wegen eines Lärmtraumas

Zwei Stunden später saß ich erneut auf dem Behandlungsstuhl und hielt das ausgedruckte Hörtestergebnis in der Hand. Ich wusste schon beim ersten Blick auf die Hörkurve, dass tatsächlich etwas nicht stimmte:

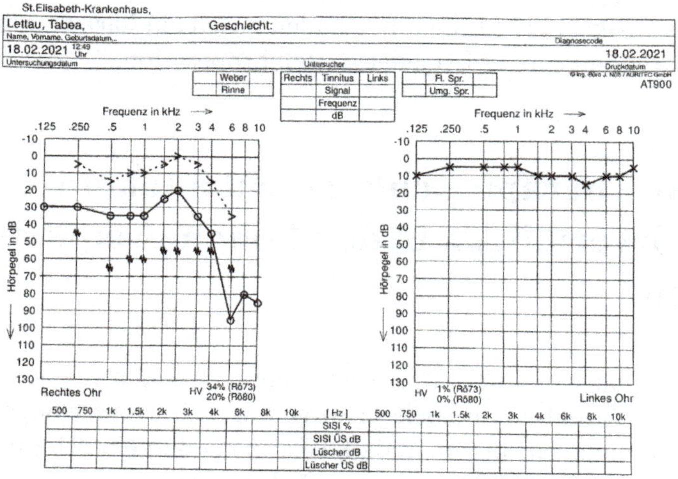

Dieses Mal kümmerte sich eine andere Ärztin um mich. Das ist ein Faktor, der mir in großen Kliniken nicht gefällt. Ich hatte nie denselben Ansprechpartner. Nahezu jedes Mal saß wer anders vor mir.

„Frau Lettau, es gibt leider eine Komplikation. Ihr Innenohr scheint während der OP ein Lärmtrauma erlitten zu haben. In den hohen Frequenzen haben Sie aktuell kein Hörvermögen. Wir versuchen nun, es mit einer Kortison-Behandlung zurückzuholen. Dazu bekommen Sie in den nächsten drei Tagen Spritzen mit einer Dosierung von 250 mg", teilte mir die junge Ärztin mit.

Ich wusste in dem Moment nicht, was ich sagen oder denken sollte und streckte ihr einfach meinen Arm entgegen, um mir die hoffentlich rettende Dosis Kortison in die Venen jagen zu lassen.

An dieser Stelle möchte ich betonen, dass diese Komplikation einen seltenen Fall darstellt und oftmals durch eine frühzeitige Kortisonbehandlung behoben werden kann. Das Risiko, einen Innenohrschaden durch ein Lärmtrauma zu erleiden, gibt es bei jeder Mittelohroperation.

Die Therapie schlug nicht an: kein Hörvermögen in den hohen Frequenzen

Die nächsten drei Tage waren hart. Langsam realisierte ich die Situation und bekam Sorge um mein Hörvermögen. Doch nicht nur die mentale Belastung stellte eine Herausforderung dar. Auch die ewigen Fahrten zur Klinik erreichten im Laufe dieser Tage meine Geduldsgrenze. Neben rund zweieinhalb Stunden Autofahrt für beide Strecken zusammen kamen meist zwischen zwei und vier Stunden Wartezeit im Krankenhaus dazu. Ich war mit meinen Nerven am Ende. Zur Krönung bekam ich am Tag nach der Kortison-Therapie die Nachricht, dass mein Innenohr noch nicht auf das Medikament reagiert hatte, wie das folgende Hörtestergebnis zeigt:

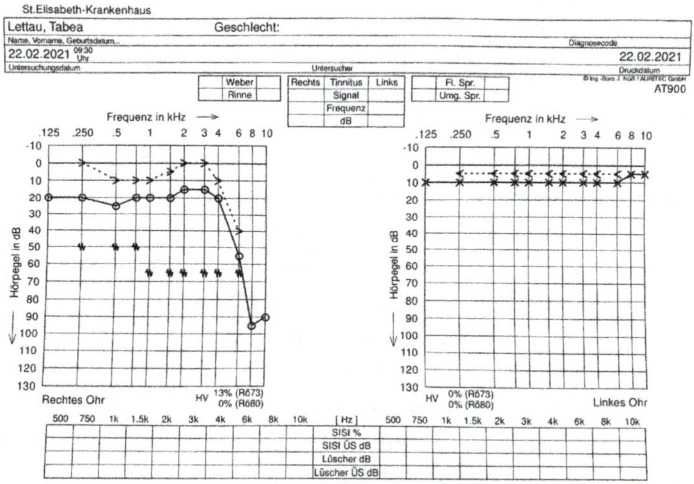

Zumindest in den tiefen und mittleren Frequenzen schien ich, mittlerweile etwas besser hören zu können. Dennoch war der Misserfolg der Kortison-Behandlung ein Schlag ins Gesicht. Da Kortison oftmals auch eine Spätreaktion zeigen kann, sollte ich eine Woche später erneut in der Klinik erscheinen, um einen weiteren Hörtest zu machen. Dazu kam es jedoch nicht. Denn bereits vier Tage später machte ich eine Erfahrung, die ich niemals vergessen werde.

Plötzlicher Schwindelanfall und Eintritt von Ohrgeräuschen

Es war ein Sonntagmorgen. Schon als ich aufwachte, spürte ich, dass etwas anders war. Mir war ein wenig schummrig. Doch ich dachte mir dabei erst mal nichts und setzte mich mit einer Tasse Kaffee an den Frühstückstisch. Schon nach wenigen Minuten traf ich die Entscheidung, nur eine Kleinigkeit zu essen und mich dann noch mal ins Bett zu legen. Ich fühlte mich schlapp und dachte, das schummrige Gefühl käme von zu wenig Schlaf. Doch kurz nach dem Frühstück nahm das Spektakel seinen Lauf.

Von einen Moment auf den nächsten fing der ganze Raum an zu flackern. Die Wände bewegten sich nach oben und unten. Ich sah, wie sich die Möbel vor meinen Augen in Blitzgeschwindigkeit auf und ab bewegten. Prompt wurde mir so übel, dass ich es nur knapp ins Bett geschafft hatte, ohne mich zu übergeben. Ich legte mich auf die linke Seite und spürte, wie der Schwindel langsam nachließ. Bei einem Versuch, meinen Kopf anzuheben und mich umzudrehen, fing das Ganze aber direkt von vorne an. Ich verbrachte 24 Stunden in ein und derselben Position liegend im Bett. Nur einmal hat mich meine Blase dazu gezwungen aufzustehen. Das führte nicht nur zu dem wiederkehrenden Schwindel, sondern auch dazu, dass ich mich nun doch noch übergeben musste.

Erneute Kortison-Behandlung ohne Erfolg

Am darauffolgenden Morgen war der Schwindel nahezu verschwunden. Dafür nahm ich plötzlich ein permanentes Rauschen mit einem pfeifenden Ton im frischoperierten Ohr wahr. Das Geräusch ist vergleichbar mit den Tönen eines pfeifenden Winds in den Alpen.

Ich suchte meinen lokalen HNO-Arzt auf, um zu klären, was es mit dem Schwindel und den plötzlichen Ohrgeräuschen auf sich hatte. Er vermutete, dass das Innenohr das Steigbügel-Implantat erst so spät wahrgenommen und mit Irritation reagiert hatte. Bis heute ist der genaue Grund für dieses Schwindelereignis jedoch nicht geklärt. Wichtig ist nur: Der Schwindel war lediglich von kurzer Dauer und trat seitdem nie wieder auf.

Der Arzt verschrieb mir eine zweite Kortison-Therapie. Dieses Mal im Form von niedrig dosierten Tabletten über einen Zeitraum von zwei Wochen. Und er verordnete mir weiterhin absolute Ruhe:

„Bitte kommen Sie auch nicht auf die Idee, Gartenarbeit zu machen. Sie sollten sich so ruhig wie möglich verhalten."

Das war für mich viel schwieriger, als es klingt. Ich bin es gewöhnt, mindestens viermal die Woche Kraftsport zu treiben. Und plötzlich durfte ich wochenlang nichts machen – außer mich zu schonen. Es kam der Zeitpunkt, an dem ich mir nicht sicher war, was belastender war: das komische Gefühl und die Geräusche in meinem Ohr oder die körperlichen Schmerzen vor lauter Bewegungsmangel. Doch ich hielt die Situation weiter aus und gab mir selbst das Versprechen, niemals die Zuversicht zu verlieren.

Im Laufe der zweiten Kortison-Therapie war ich noch zwei weitere Male bei meinem Arzt zur Hörtest-Kontrolle. Zu einer Verbesserung meines Hörvermögens kam es leider nicht. Im Gegenteil. Die Hörtests bei meinem lokalen Arzt zeigten sogar eine Hörverschlechterung im Vergleich zu dem letzten Stand in der Klinik vor dem Schwindelanfall:

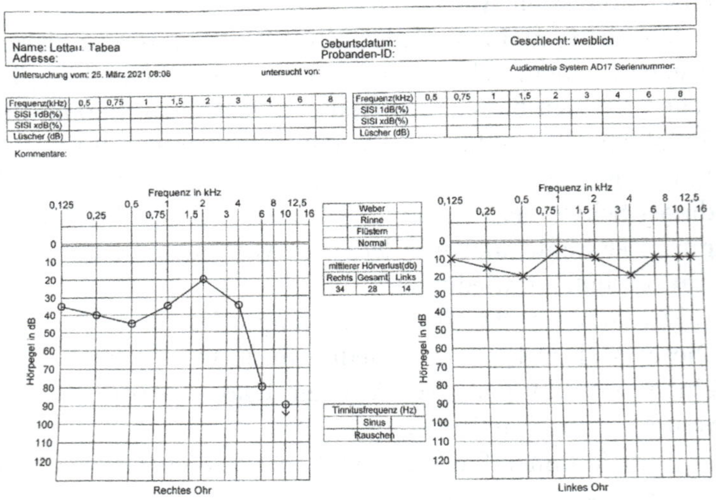

Die neuen Umstände waren eine Herausforderung für mein Mindset

Die folgenden Wochen erforderten nicht nur Geduld und Zuversicht, sondern stellten eine enorme Herausforderung für mein Mindset dar. Jeder Mensch, der mich kennt, weiß, dass ich eine Verfechterin des konstruktiven

Denkens bin – also dass ich in allem vermeintlich Negativen auch etwas Positives finde.

Von Anfang an hielt ich daran fest, dass mein Ohr heilen wird. Und so hart die Wochen nach meiner OP waren, so haben sie auch wirklich etwas Gutes mit sich gebracht. Denn in dieser Zeit fand ich Zugang zur Meditation. Ich zündete mir täglich eine Kerze an und schloss die Augen – meistens für dreißig bis fünfzig Minuten. Und dann saß ich einfach nur da in der Stille. Ich richtete all meine Konzentration auf meinen Körper, sprach ihm schweigend meine Dankbarkeit aus und achtete bewusst auf meine Atmung. Ich assoziierte während dieser Übung meine Ohrgeräusche mit Meeresrauschen. Das half mir, mich schnell mit ihnen anzufreunden. Und jedes Mal, wenn ich die Augen wieder öffnete, hatte ich tatsächlich ein Lächeln im Gesicht.

Mein innerer Impuls, noch mal zur Klinik zu fahren

Der letzte Termin bei meinem HNO-Arzt nach der Kortison-Therapie zeigte keine Veränderung. Mein Hörvermögen schien in den tiefen Tönen mit rund dreißig bis vierzig Dezibel nicht sehr berauschend und in den hohen Frequenzen vollkommen verloren zu sein.

„Kommen Sie in vier Wochen noch mal wieder. Vielleicht tut sich doch noch was. Sie können aber langsam wieder ihrem gewohnten Alltag nachgehen“, mit diesen Worten verabschiedete mich mein Arzt.

Ein paar Tage später wachte ich morgens mit dem Impuls auf, noch ein letztes Mal zu der Klinik zu fahren, in der ich operiert wurde. Dort war ich seit der ersten Kortison-Behandlung nicht mehr gewesen, da mein lokaler Arzt nach dem Schwindelereignis die Nachsorge übernommen hatte. Irgendeine Stimme in mir sagte jedoch, dass ich einfach noch mal dorthin fahren soll, um vielleicht doch noch eine Antwort zu bekommen – auf eine Frage, die es im Grunde gar nicht gab. Auf mein Bauchgefühl zu hören, war die beste Entscheidung, die ich hätte treffen können.

Abweichende Werte in den Hörtest-ergebnissen

Schon am nächsten Tag machte ich mich spontan auf den Weg zu der Klinik nach Köln. Ich schilderte der Ärztin, was in den vier Wochen nach meinem letzten Besuch alles passiert war. Wie ich es geahnt hatte, sollte ich den gefühlt hundertfünfzigsten Hörtest machen. Ich war genervt. Doch als ich dann den Hörtest machte und anschließend das Ergebnis auf dem Monitor erblickte, hörte ich einen riesengroßen Stein von meinem Herzen auf den Boden fallen. Die Kurve der Schallwellenleitung war wieder so gut wie vor dem Schwindelereignis.

In den tiefen und mittleren Frequenzen bewegte sich meine Hörschwelle durchgängig bei 20 dB. In den hohen Frequenzen war mein Hörvermögen nach wie vor nicht vorhanden. Aber das war mir in dem Moment egal. Ich sah einfach nur den Unterschied zu dem letzten Hörtestergebnis und war erleichtert.

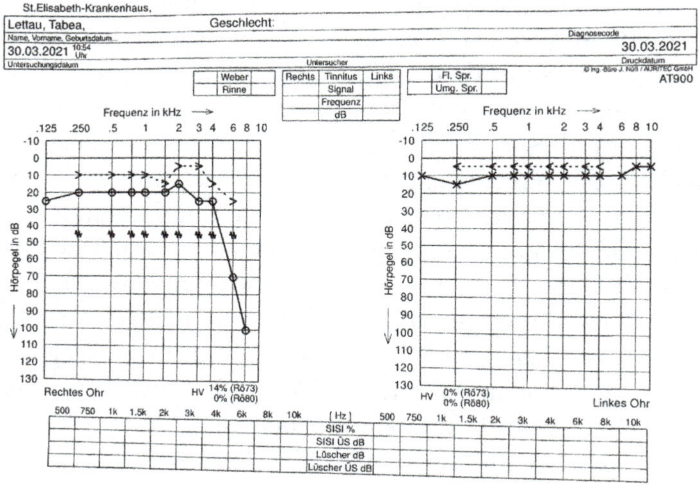

Den Grund für die Abweichung konnte ich bislang nicht in Erfahrung bringen. Doch mit Sicherheit spielt auch die individuelle Tagesform für die Konzentration und somit für das Ergebnis der Hörkurve eine tragende Rolle.

„Warum ist ausgerechnet mir das passiert?“

Insgesamt zog sich die Prozedur mit all den Komplikationen nach meiner zweiten Operation über acht Wochen. Natürlich ist diese Zeit von Höhen und Tiefen geprägt. Doch anstatt mich in die Angst hineinzusteigern und verrückt zu machen, versuchte ich, meinen Körper und Geist so gut es ging bei der Genesung zu unterstützen. Dabei halfen mir vor allem Entspannungsübungen, wie Meditationen, Ablenkung mit Büchern und die Beschäftigung mit meinem Mindset. Trotzdem kam mir immer wieder die folgende Frage in den Kopf: Warum ist ausgerechnet mir diese seltene Komplikation passiert? Wann immer ich mich mit dieser Frage auseinandersetzte, erinnerte ich mich an die Worte meines guten Freundes und wusste die Antwort. Weil alles für mich passiert und irgendeinen Sinn ergibt, auch wenn er manchmal nicht sofort ersichtlich ist.

Denn klar, ich habe seit dem Schwindelanfall nach der Operation Ohrgeräusche, die ich vorher nicht hatte. Und ich höre auf dem rechten Ohr alles dumpf und leiser, weil ich in den hohen Frequenzen kein Hörvermögen mehr habe. In Stresssituationen machen sich zudem derzeit noch Missempfindungen und ein Schwellungsgefühl im Ohr, Kiefer und der Zunge bemerkbar. In einer solchen Situation ist es vor allem anfangs schwierig, einen Sinn zu erkennen. Doch unabhängig davon bin ich der festen Überzeugung, dass die Operation wichtig war, um Schlimmeres zu vermeiden. Allein dass mein Geschmacksnerv bereits an der Knochenwand festgewachsen war, ist für mich das Zeichen dafür, dass der Eingriff dringend notwendig war.

Mein Umgang mit der neuen Lebenssituation

Auch wenn ich es erstaunlich schnell geschafft habe, mich mit meiner neuen Lebenssituation anzufreunden, gibt es natürlich trotzdem immer mal Momente, in denen mich die postoperativen Komplikationen belasten. Es ist wichtig, auch diese Gefühle zuzulassen. Schmerz, Trauer,

Angst und Entmutigung gehören genauso zum Leben dazu wie Freude, Glück und Dankbarkeit. Denn ohne Schwarz gäbe es kein Weiß. Wichtig ist nur, sich über diese Gefühle bewusst zu sein und sie zu reflektieren.

An den meisten Tagen komme ich sehr gut mit der Krankheit und den Ohrgeräuschen zurecht. Und selbst wenn ich mal einen schlechten Tag habe, versuche ich, die wertvollen Nebeneffekte, die die Situation mit sich gebracht hat, stets im Hinterkopf zu behalten. Einerseits haben mich die Komplikationen dafür sensibilisiert, meinen Körper viel mehr wertzuschätzen und ich habe Entspannungsmethoden entdeckt, die ich nicht mehr missen möchte. Andererseits waren sie der Auslöser für den Impuls, anderen Betroffenen mit diesem Buch und einem Forum zur Seite stehen zu wollen.

Ich bin mir sicher: Wäre meine zweite Operation genauso perfekt gelaufen wie beim ersten Mal, würdest du heute dieses Buch nicht in den Händen halten. Und vielleicht ist bereits diese Tatsache Teil des Sinns für das, was mir passiert ist.

Egal, was uns im Leben widerfährt,
wir können in allem Positives entdecken!

Update August 2021:

Kurz vor Veröffentlichung dieses Buchs war ich erneut bei meinem behandelnden HNO-Arzt, um der Ursache für die Missempfindungen im rechten Ohr und Kieferbereich auf die Spur zu kommen, da sie in den vergangenen Wochen verstärkt auftraten. Das Gefühl ist vergleichbar mit einer Art Entzündung, die vom Ohr ausgeht und über den

Kiefer bis in die Zahnwurzeln und die Zunge strahlt. Diese Missempfindungen sind nicht permanent vorhanden, sondern treten willkürlich auf – insbesondere bei mentalem Stress und körperlicher Belastung wie beispielsweise beim Sport.

Derzeit steht die Vermutung im Raum, dass das Implantat auf der rechten Seiten eventuell (noch) nicht fest genug am Amboss sitzt und sich hin- und herbewegt. Dadurch könnte es zu den Missempfindungen und dem Schwellungsgefühl im Ohr kommen.

Da die Operation zum aktuellen Zeitpunkt erst ein halbes Jahr her ist, möchte der Arzt noch drei weitere Monate abwarten. Einerseits besteht die Hoffnung, dass sich das Implantat noch richtig festsetzt. Andererseits rät er dazu, mindestens neun Monate zu warten, bevor ein erneuter operativer Eingriff für eine Korrektur überhaupt infrage kommt.

Eine andere Vermutung ist, dass die Nerven in dem Bereich wahrscheinlich noch immer gereizt sind und daher bei der kleinsten Verspannung Missempfindungen auslösen. Es ist bekannt, dass gerade die Nerven im HNO-Bereich oftmals viele Monate brauchen, um sich zu beruhigen.

6.2 Erfahrungsbericht von Alina

Geburtsjahr: 1994
Betroffenes Ohr: rechts und links
Operation: rechts September 2018, links Mai 2019
Betäubung: örtliche Betäubung (in beiden Fällen)
Klinik: St. Anna Klinik Wuppertal
Symptome vor der OP: zunehmende Schwerhörigkeit, Zahnschmerzen, Ohrensausen, Schwindel
Komplikationen nach der OP: keine
Besonderheiten: keine

Alina ist ein ermutigendes Beispiel dafür, wie gut Otosklerose-Operationen verlaufen können und dass sie ein beschwerdefreies Leben mit der Krankheit in Aussicht stellen. Durch unser Gespräch für dieses Buch wurde eine Tatsache besonders deutlich: So individuell jede und jeder einzelne von uns ist, so individuell äußern sich auch Krankheiten. Das bedeutet: Selbst wenn wir von derselben Erkrankung, der Otosklerose, betroffen sind, können wir uns nie 1:1 in einen anderen Menschen hineinversetzen. Während sich die Symptome ganz unterschiedlich gestalten können und auch die subjektive Wahrnehmung eine tragende Rolle spielt, kommt ein dritter wichtiger Faktor ins Spiel: die persönliche Vorgeschichte.

Hintergrundgeschichte: Kennenlernen über Instagram

Alina lernte ich im Frühjahr 2019 kurz nach meiner ersten Otosklerose-Operation über Instagram kennen. Ein erster Blick auf ihren Account (@fit_alina94) ließ schnell auf ihre drei großen Leidenschaften schließen: Fitness, Autos, Lifestyle. Der zweite Blick verriet aber noch so viel mehr. Zum Beispiel dass Alina eine Person ist, der es wichtig ist, echt zu bleiben – und das in einer Social-Media-Welt, in der es nur so von inszenierten Profilen wimmelt, die uns ein rosarotes „Goodlife" vorgaukeln. Dass sich Alina davon bewusst distanziert, ist spürbar. Denn sie spricht auf Instagram auch offen über Phasen, in denen mal nicht alles Friede, Freude, Eierkuchen ist – wie zum Beispiel vor und nach ihren Otosklerose-Operationen. In dem Zusammenhang zeigte sie sich von ihrer ungeschminkten Seite – nicht nur optisch, auch seelisch.

Die Otosklerose war nicht ihr erster Schicksalsschlag

Es war im Sommer 2018, als Alina wegen Zahnschmerzen und einem knackenden Kiefer ihren Zahnarzt aufsuchte. Als ihr dieser zur Schmerzlinderung neben einer

Knirschschiene auch Kortison verschreiben wollte, schlugen ihre inneren Warnsignale Alarm:

„Mir war sofort klar, dass ich das Zeug nur wegen der Zahnschmerzen auf keinen Fall nehmen wollte. Ich bin stark geprägt, was Kortison betrifft. Denn in meiner frühen Kindheit wurde ich unter anderem damit aufgrund meiner damaligen Leukämie behandelt“, offenbart Alina.

Ich weiß nicht mehr, was mir in diesem Moment zuerst durch den Kopf schoss. Ich spürte nur Tränen in meinen Augen und war sprachlos. Mit der Info hatte ich nicht gerechnet. Nachdem sich der erste Schock gesetzt hatte, wurde mir bewusst, dass Alina noch viel stärker ist, als ich bis zu diesem Zeitpunkt ahnte.

Ihre Vorgeschichte verdeutlicht, welchen enormen Einfluss unsere individuellen Erlebnisse darauf haben können, wie wir mit unserer Krankheitsdiagnose umgehen. Und dass es wichtig ist, sich genau dafür zu sensibilisieren. Denn ohne konkret zu fragen, kennen wir nie die komplette Hintergrundgeschichte anderer Betroffener. Alina war beispielsweise durch die Diagnose nicht nur mit der Krankheit konfrontiert, sondern später auch mit ihrer tiefsitzenden Angst vor Krankenhäusern aufgrund ihrer Kindheitserlebnisse.

Die Diagnose und Ursache

Die vorläufige Diagnose für die Otosklerose bekam sie im Frühjahr 2018, nachdem die Knirschschiene gegen ihre Zahnschmerzen natürlich nichts gebracht hatte. Mittlerweile kamen neben einer zunehmenden Schwerhörigkeit sogar noch Ohrensausen und Schwindelgefühle dazu.

„Ich erinnere mich noch genau, dass wir 2018 einen sehr heißen Sommer hatten. Es waren 40 Grad und ich arbeitete in einem Großraumbüro. Der Schwindel war kaum auszuhalten und machte mir Angst. Ich war erleichtert, als ich schließlich durch meine HNO-Ärztin den Grund für diese Symptome erfuhr. Ein Hörtest zeigte rechts bereits einen starken Hörverlust in der Schallleitung. Wegen der deutlichen Differenz zum Hörvermögen über die Knochenleitung war sich meine Ärztin schnell sicher, dass ich genau wie mein Vater von der Otosklerose betroffen bin", erzählt Alina.

Bei Alina liegt es nahe, dass der Ursprung ihrer Otosklerose in einer Vererbung liegt. Ihr Vater wurde im Jahr 2000 erfolgreich operiert und hat bis heute keinerlei Beschwerden mehr. Das ist auch der Grund dafür, weshalb sich Alina schnell für eine Operation entschied – und das trotz ihrer Angst vor Krankenhäusern.

„Ich war mir sofort sicher, die Operation durchführen zu lassen. Mein Papa ging für mich als positives Beispiel voran, dass ein solcher Eingriff sehr aussichtsreich ist. Er hat mich dazu ermutigt und stand mir die ganze Zeit zur Seite. Dafür bin ich ihm unendlich dankbar", erzählt sie.

Obwohl Alinas rechtes Ohr wesentlich stärker betroffen war, war von Anfang an klar, dass ihrem linken Ohr dasselbe Schicksal blühen würde. Da bei einer Otosklerose aber niemals beide Ohren gleichzeitig operiert werden sollten, stand zuerst ihr rechtes Ohr auf dem OP-Plan.

Die Wahl der Klinik und örtliche Betäubung

Ihr Hörverlust bewegte auf dem rechten Ohr kurz vor der OP in den tiefen und mittleren Frequenzen bereits zwischen rund 30 bis 50 dB, wie das folgende Tonaudiogramm beweist:

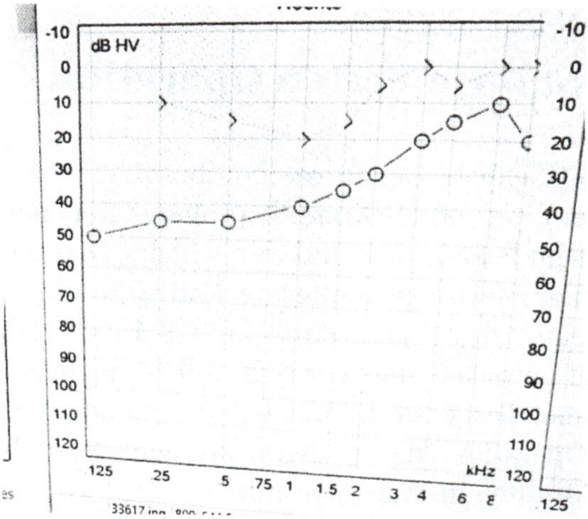

Auf die Empfehlung ihrer HNO-Ärztin hin, meldete sich Alina daher im September 2018 in der St. Anna Klinik in Wuppertal und wurde kurze Zeit später auch dort operiert. Sie hatte sich nicht über andere Klinken informiert, sondern ihrer Ärztin bei der Empfehlung vertraut.

„Außerdem habe ich mich in dem Krankenhaus trotz meiner Phobie wohlgefühlt. Es war mir sehr wichtig, dass die Atmosphäre und mein Bauchgefühl stimmen", ergänzt Alina.

Sie erlebte ihre Operationen im wachen Zustand hautnah mit, da sie nur örtlich betäubt wurde.

„Mein Vater wurde damals auch unter örtlicher Betäubung operiert und sprach mir gut zu. Natürlich war ich aufgeregt, aber wirklich ängstlich war ich nicht. Stattdessen habe ich versucht, meine Gedanken abzustellen und darauf zu vertrauen, dass genau wie bei meinem Papa alles gut wird. Außerdem bekam ich vor der OP eine starke ‚Hauweg'-Tablette, durch die ich mich ziemlich benommen fühlte", erklärt Alina.

Verlauf ihrer ersten Operation

Und tatsächlich: Genau wie bei ihrem Vater verlief Alinas Operation ohne Komplikationen. Bei benebeltem Bewusstsein bekam sie kaum mit, wie der Operateur ihren natürlichen Steigbügel entfernte und daraufhin das Implantat einsetzte. Dann wurde ihr ein Druckverband um den Kopf gewickelt und der Arzt führte noch im OP-Saal Stimmgabel-Tests durch. Ansonsten erinnert sie sich nicht an die Operation, dafür aber sehr genau an die ersten dreißig Minuten im Aufwachraum:

„Die Zeit im Aufwachraum war furchtbar und kam mir vor wie eine Ewigkeit, da ich ganz unangenehme psychosomatische Schmerzen in einer meiner Narben hatte. Nachdem ich dann endlich in mein Zimmer gebracht wurde, habe ich den Rest des Tages nur noch geschlafen und meinem Körper die Ruhe gegeben, die er brauchte."

Sie verbrachte die obligatorischen drei Tage im Krankenhaus, um unter vorsorglicher Beobachtung zu stehen, und durfte dann nach Hause.

Tränen vor lauter Glück über das neue Hörvermögen

Nicht nur die OP, auch Alinas Genesungsphase verlief entspannt und ohne Komplikationen. Und sie wird den Tag, an dem die Gehörgangstamponade entfernt wurde, wahrscheinlich niemals vergessen:

„Ich war vor diesem Termin sehr aufgeregt. Als ich dann endlich in der Klinik auf dem Behandlungsstuhl saß und der Arzt die Tamponade aus meinem Ohr zog, bin ich erst mal umgekippt. Das Gefühl war so komisch, dass mein Kreislauf zusammensackte. Doch was ich danach erleben durfte, kann ich mit Worten nicht beschreiben! Dieses Gefühl, plötzlich wieder klar und deutlich hören zu können, hat mich so tief berührt, dass ich vor lauter Glück geweint habe."

Besonders erfreulich ist für Alina, dass nach ihrer ersten Operation neben dem verbesserten Hörvermögen zudem ihre Symptome gänzlich verschwunden waren. Kein Ohrensauen mehr. Kein Schwindel mehr. Keine Zahnschmerzen mehr.

Alinas zweite Otosklerose-Operation

Es kam so, wie bei ihrem ersten Hörtest prophezeit wurde: Weniger als ein Jahr später lag Alina wegen ihres anderen Ohrs erneut in der St. Anna Klink in Wuppertal auf dem OP-Tisch. Das Hörtestergebnis kurz vor der Operation sah ganz ähnlich aus wie bei ihrem ersten Ohr.

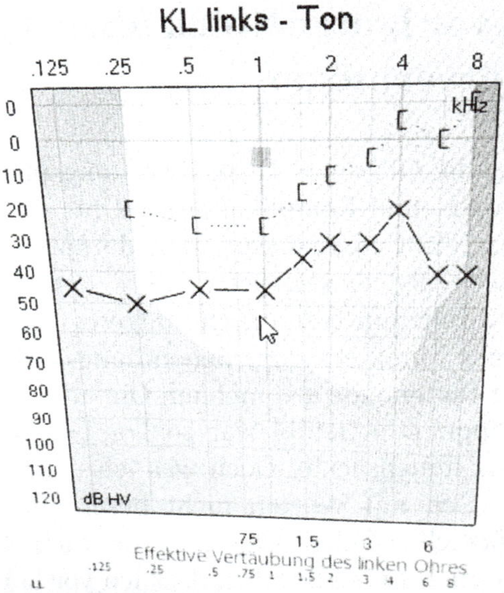

Und auch die OP lief genauso ab wie beim ersten Mal – mit einem Unterschied: Alinas psychische Situation wurde im Mai 2019 schwer auf die Probe gestellt. Denn kurz vor der OP musste sie sich von ihrem Opa verabschieden, zu dem sie ein sehr inniges Verhältnis hatte.

„Schon als sich ankündigte, dass es meinem Opa gesundheitlich immer schlechter ging, fragte ich die Ärzte, ob ich die Operation im Notfall absagen kann. Ich war mir einfach nicht sicher, ob ich das psychisch packen würde. Als mein Opa dann tatsächlich kurz vor dem OP-Termin verstarb, habe ich sehr mit mir gekämpft. Letztlich habe ich den Eingriff dann aber doch durchführen lassen, weil ich gespürt habe, dass mein Opa das so gewollt hätte", sagt Alina.

Es ist spürbar, wie tief sie diese Erinnerung berührt. Ergreifende Emotionen liegen in der Luft. Dann atmet

Alina tief ein und erzählt, dass es bei der zweiten OP zu einem weiteren einprägsamen Erlebnis kam:

„Anders als beim ersten Mal hat der Operateur beim zweiten Mal vergessen zu sagen, wann er das Implantat einsetzt. Deswegen war es für mich ein kleiner Schock, als sich plötzlich aus dem Nichts alles um mich herum drehte. Kurz hatte ich das Gefühl, ich falle vom OP-Tisch. Rückblickend betrachtet war der Vorfall nicht schlimm. Doch in dem Moment selbst war der unerwartete, kurze Schwindelanfall natürlich überraschend."

Wovor Alina beim zweiten Mal tatsächlich Sorge hatte, war die Zeit im Aufwachraum, die sie aufgrund ihrer ersten Erfahrung mental negativ verknüpft hatte. Entgegen ihrer Erwartung waren die dreißig Minuten im Aufwachraum beim zweiten Mal aber sehr entspannt:

„Ich hatte keine Phantomschmerzen und die Krankenschwestern gaben mir dieses Mal direkt nach der OP Wasser. Ich glaube, ich habe innerhalb der ersten halben Stunde zwei Liter getrunken und mir ging es dadurch wesentlich besser als beim ersten Mal. Ich empfehle daher allen Betroffenen, die sich unter örtlicher Betäubung operieren lassen, direkt nach dem Eingriff so viel Wasser wie möglich zu trinken", sagt sie.

Neue Lebensqualität dank der Operationen

Heute geht es Alina mit ihren Ohren und ihrem Hörvermögen gut. Genau wie ihr Vater hat sie bislang keinerlei Beschwerden oder Symptome mehr. Sie ist daher sehr froh darüber, sich so schnell für die Operationen entschieden zu haben und sie würde sich jederzeit wieder so entscheiden. Denn ihr zurückerlangtes Hörvermögen hat ihr eine ganz neue Lebensqualität geschenkt.

Dankbarkeit und Wertschätzung liegen in der Luft, als wir uns zum Ende unseres anderthalbstündigen Videocalls über unsere Handykameras zulächeln. Zu Alina spüre ich im Hinblick auf unsere Krankheit eine starke Verbundenheit. Sie war die erste Betroffene, mit der ich mich damals nach meiner ersten OP ausgetauscht hatte. Und wir sind über all die Zeit weiterhin in Kontakt geblieben – obwohl wir uns nur über die schnelllebige und vermeintlich oberflächliche Social-Media-Welt kennen. Doch unser Beispiel zeigt, wie wertvoll der Austausch mit anderen Betroffenen sein kann. Genau in dem Punkt verbirgt sich auch Alinas wichtigster Ratschlag:

„Sucht euch Hilfe, Unterstützung und den Kontakt zu anderen Betroffenen, wenn ihr eure Diagnose bekommt. Denn natürlich gehen einem erstmal viele Gedanken und Sorgen durch den Kopf. Der Austausch mit anderen Betroffenen kann sehr hilfreich und beruhigend sein – selbst wenn er ‚nur' über Social-Media stattfindet."

Danke, Alina, dass du mit deiner Geschichte als inspirierendes und bestärkendes Beispiel vorangehst!

6.3 Erfahrungsbericht von Steffi

Geburtsjahr: 1991
Betroffenes Ohr: rechts und links
Operation: rechts 2007, links 2021
Betäubung: Vollnarkose (in beiden Fällen)
Klinik: 1. OP Universitätsklinikum Würzburg, 2. OP Klinikum Frankfurt Hoechst
Symptome vor der OP: zunehmende Schwerhörigkeit, Tinnitus
Komplikationen nach der OP: keine
Besonderheiten: beidseitig auf Hörgeräte angewiesen

Steffis Statement zu ihren Otosklerose-Operationen ist glasklar: Sie zählen zu den besten Entscheidungen im Verlauf ihrer Krankheitsgeschichte!

„Ich würde diese Operationen jederzeit wieder durchführen lassen. Sie haben mir unbeschreiblich viel Lebensqualität wiedergegeben", sagt sie.

Und das, obwohl sie trotzdem auf Hörgeräte angewiesen ist. Vielleicht verspürt sie aber auch genau deswegen eine so große Wertschätzung für ihr Hörvermögen. Warum Steffi trotz der Operationen Hörgeräte trägt und welchen verrückten Zufall es in ihrer Familie gibt, hat sie in einem spannenden Gespräch verraten.

„Otosklerose" ist kein Fremdwort in Steffis Familie

Steffi war gerade einmal 16 Jahre jung, als sie wegen ihres zunehmenden Hörverlustes auf dem rechten Ohr beim HNO-Arzt auf dem Behandlungsstuhl saß. Ihre Mutter hatte sie dorthin begleitet. Die Vermutung für den Auslöser ihrer Symptome stand schnell im Raum – einerseits wegen der Hörtest-Ergebnisse, andererseits weil die Otosklerose kein Fremdwort in Steffis Familie ist. Nicht nur ihr Vater auch ihre Mutter ist von der Krankheit betroffen. Nur ein Prozent der weißen Bevölkerung leidet unter Otosklerose – was für ein verrückter Zufall, dass in Steffis Fall sogar beide Elternteile davon betroffen sind.

Es liegt somit nahe, dass ihr die Krankheit vererbt wurde und sich schon in sehr jungen Jahren bemerkbar machte. Steffis Eltern sind beide bereits erfolgreich operiert und tragen Steigbügel-Prothesen. Während ihr Vater bis heute keine Beschwerden oder Krankheitssymptome aufweist, ist ihre Mutter genau wie Steffi auf Hörgeräte angewiesen, um besser hören zu können.

„Bloß keine Hörgeräte!"

Als Steffi damals als 16-Jährige die Diagnose bekam, schoss ihr nur ein Gedanke durch den Kopf: „Bloß keine

Hörgeräte!“ Daraus ist nichts geworden. Warum, verrät sie im späteren Verlauf dieses Berichts. Nur so viel sei schon mal verraten: Die Operation war nicht der Auslöser dafür, dass sie heute Hörgeräte trägt. Und sie war sich damals schnell sicher, den operativen Eingriff unbedingt durchführen zu lassen.

Sie wurde noch in demselben Jahr, in dem sie die Diagnose bekam, operiert. Ihre Eltern gingen für sie als ermutigendes Beispiel voran, dass die Operation die einzig richtige Entscheidung für sie ist, um langfristig besser hören zu können. Aus dem Grund hatte sie keine große Angst vor dem Eingriff und schätzt sich sehr dankbar, dass sie damals als Jugendliche die Unterstützung ihrer Eltern hatte. Die familiären Erfahrungswerte weckten Vertrauen. So ließ sie sich 2007 unter Vollnarkose im Universitätsklinikum Würzburg auf ihrem rechten Ohr operieren.

Verlauf der ersten Operation ohne Komplikationen

Die OP verlief erfolgreich und es gab keine Komplikationen. Auch die ersten Genesungstage im Krankenhaus hat sie entspannt in Erinnerung. Sie wurde nach dem Eingriff eine Woche lang stationär aufgenommen und bekam schon am Tag ihrer Entlassung die Gehörgangstamponade gezogen. An diesen Moment erinnert sie sich noch genau:

„Mein Kreislauf ist zusammengebrochen und ich bin erst mal umgekippt vor lauter Schwindel. Den Effekt, wieder gut hören zu können, hatte ich tatsächlich erst auf der Rückfahrt nach Hause. Die Autobahn kam mir unfassbar laut vor. Und auch mein Klavier zuhause empfand ich plötzlich als so laut, dass ich eine Zeit lang mit der Musik pausieren musste, bis ich mich an das neue Hörvermögen gewöhnt hatte", verrät sie.

Auch im Laufe der nächsten Tage, Wochen und Monate gab es keinerlei Komplikationen, und Steffi erfreute sich ihres zurückerlangten Hörvermögens. Es schien, als hätte ihre erste OP das Fortschreiten der Otosklerose gestoppt.

Zehn Jahre später erneuter Hörverlust

Die Jahre vergingen – genau genommen zehn Jahre. Und dann passierte 2017 etwas, womit wohl die wenigsten gerechnet hätten: Steffi stellte fest, dass es mit ihrem operierten Ohr wieder bergab ging.

„Tatsächlich war das ein schleichender Prozess. Bewusst wurde mir meine erneute Schwerhörigkeit dadurch, dass ich angefangen hatte, meinen Gesprächspartnern auf die Lippen zu schauen, um sie besser verstehen zu können. Trotzdem mussten sie ihre Sätze in Gesprächen mit mir immer öfter wiederholen", erzählt sie.

Also saß Steffi erneut wegen ihres rechten Ohrs beim HNO-Arzt auf dem Behandlungsstuhl. An dem Tag wurde die Horrorvorstellung wahr, die sie als 16-Jährige hatte: Ein Hörgerät fand Einzug in ihr Leben. Denn die Ärzte vermuteten, dass sich die Otosklerose nun auch in ihrem Innenohr ausgebreitet hatte.

Wie in den vorherigen Kapiteln erklärt, ist gegen einen Innenohrschaden durch die Otosklerose selbst operativ nichts zu machen. So musste sich Steffi ab diesem Tag damit anfreunden, den Hörverlust in den hohen Frequenzen durch Hörgeräte auszugleichen. Und sie musste sich an noch etwas gewöhnen: an den Tinnitus, der sich seit dem Innenohr-Befall zu Wort meldete. Sie war zu dem Zeitpunkt 26 Jahre jung.

Befall des zweiten Ohrs und ein schlechtes Bauchgefühl

Bis 2018 hatte Steffi noch die Hoffnung, mit der ersten OP und dem neuen Hörgerät endlich Ruhe vor der Krankheit zu haben. Dem war leider nicht so. Denn wie bei vielen Otosklerose-Betroffenen spielt sich auch Steffis Ohr-Geschichte nicht nur auf einer Seite ab.

Bei einem Routine-Kontrolltermin stellte ihre Hörakustikerin fest, dass plötzlich auch ihr linkes Ohr ein Hörgerät brauchen könnte. Und so begann das Spiel von vorne. Jedoch mit einem fatalen Unterschied: Während Steffi beim ersten Mal zeitnah operiert wurde, waren die Ärzte bei ihrem zweiten Ohr der Meinung, ihre Schwerhörigkeit zunächst mit einem Hörgerät auszugleichen. Vermutlich, weil Steffi auf der anderen Seite bereits auch schon eines trug.

„Mein Bauchgefühl war in diesem Zeitraum überhaupt nicht gut. Ich hatte die ganze Zeit auf die Möglichkeit einer OP gehofft, da ich das Gefühl bereits schon vom anderen Ohr kannte. Ich bin damals von Arzt zu Arzt gerannt und war sehr verunsichert, was zu einem großen Vertrauensverlust führte. Denn ich hatte das Gefühl, überhaupt nicht ernstgenommen zu werden und dass mir keiner richtig zuhörte. Ständig wurde ich mit dem Hörgerät vertröstet, obwohl ich spürte, dass der Hörverlust dieses Mal wesentlich schneller voranschritt als bei meinem ersten Ohr, was mich ziemlich nervös machte“, erzählt Steffi.

Die Operation des zweiten Ohrs kurz vor Taubheit

Schließlich fand Steffi doch noch einen Arzt, der sie unmittelbar an eine Klinik überwies. Nach ein paar Hörtests war sofort klar: Steffi brauchte eine Operation!

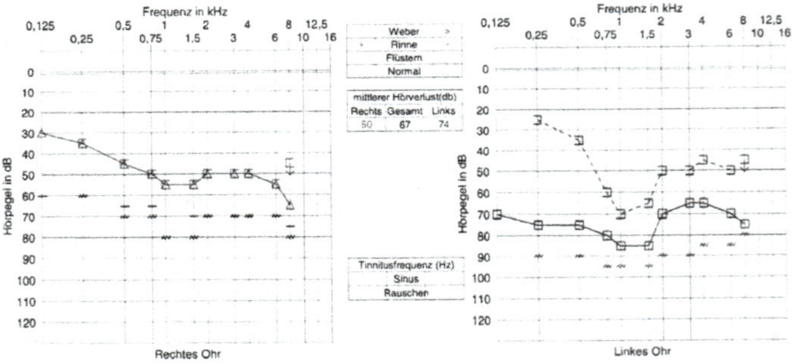

In den mittleren Frequenzbereichen kratzte sie mit dem linken Ohr bereits mit 85 Dezibel Hörverlust an Taubheit grenzender Schwerhörigkeit. Und auch ihr Innenohr war bereits von der Otosklerose befallen.

„Rückblickend ärgere ich mich, dass die Operation nicht viel früher angeordnet wurde. Ich bin mir sicher, dass mein Hörvermögen heute besser sein könnte, wenn der Eingriff früher stattgefunden hätte. Vielleicht wäre dann auch mein Innenohr verschont geblieben. Aber ich möchte mich nicht beschweren. Ich bin sehr dankbar für die OP und was damit noch rausgeholt werden konnte. Ich freue mich jeden Tag über das Ergebnis“, offenbart Steffi.

Die Operation ihres zweiten Ohrs auf der linken Seite liegt gerade einmal wenige Monate zurück. Dieses Mal war die Angelegenheit ein wenig kniffliger, da der Steigbügel ihres linken Ohrs scheinbar außergewöhnlich klein war. Zudem lag ihr Geschmacksnerv im Weg. Dennoch kam es zu keinen Komplikationen – nicht einmal vorübergehende Geschmacksstörungen löste der Eingriff aus. Sie hatte lediglich nach dem Eingriff für eine Weile Kieferschmerzen beim Zusammenbeißen. Diese Beschwerden legten sich aber nach kurzer Zeit.

Dank der OP besseres Hörvermögen

Leise hatte Steffi gehofft, dass ihr Tinnitus nach der OP verschwinden würde. Doch da ihr Innenohr bereits durch die Otosklerose beschädigt ist, sind ihre Ohrgeräusche geblieben. Daher konnte die Operation das Hörvermögen in den hohen Frequenzbereichen auch nicht retten.

Steffi wird vermutlich ihr Leben lang auf die Technik angewiesen sein – sofern die Wissenschaft in den nächsten Jahren keine großen Fortschritte in der Forschung und Entwicklung von Heilmethoden für Innenohrschäden macht. Insgesamt konnte ihr Hörvermögen auf dem linken Ohr aber verbessert werden, wie das folgende Hörtestergebnis zeigt:

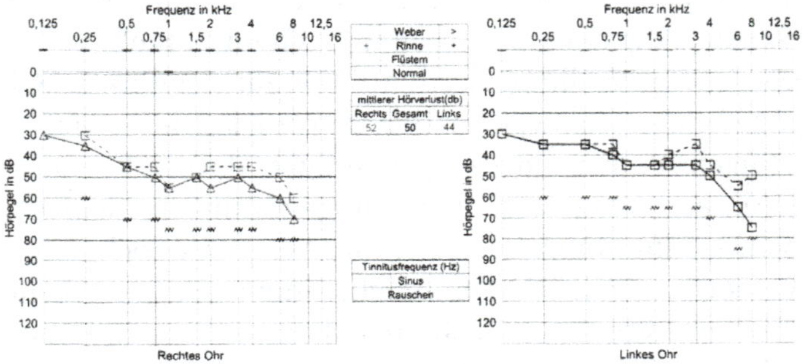

Für den Fall, dass der Innenohrschaden und die Schwerhörigkeit bei ihr weiterhin zunehmen, stellte ihr HNO-Arzt bereits den Begriff „Cochlea-Implantat" in den Raum. Dabei handelt es sich um ein Hörgerät, das zum Teil in das Ohr implantiert wird und den Hörnerv direkt anspricht. Das ermöglicht, selbst dann etwas hören zu können, wenn das Innenohr hochgradig beschädigt ist.

Doch daran möchte Steffi noch nicht denken. Aktuell ist sie sehr glücklich mit ihrem Operationsergebnis und hat gelernt, mit den Hörgeräten und dem Tinnitus gut umzugehen:

„Die größten Herausforderungen durch diese Einschränkungen sind für mich Gespräche mit lauten Hintergrundgeräuschen. Das ist ziemlich anstrengend für mich. Und natürlich ist der Klang über Hörgeräte nicht vergleichbar mit dem Klang, den wir auf natürliche Weise wahrnehmen", erklärt Steffi.

Steffis positive Einstellung zu der Otosklerose und ihren Auswirkungen

Was den Tinnitus betrifft, hat sie bereits Methoden entwickelt, die sie in belastenden Situationen einsetzt. Besonders stark macht er bei Stress oder Sport auf sich aufmerksam. Teilweise wird er dann so laut, dass sie die Geräusche ihrer Umgebung kaum noch wahrnehmen kann:

„In solchen Fällen praktiziere ich Atemübungen oder mache eine Art Druckausgleich, aber ohne mir die Nase zuzuhalten. Ich kann nicht genau erklären, wie ich das mache, doch ich erzeuge eine Art Rauschen in meinem Ohr, das den Tinnitus leiser macht“, sagt sie.

Es ist spannend, dass Steffi solche kleinen Hilfestellungen für sich entdeckt hat. Diese Tatsache festigt meine Überzeugung, dass Menschen mit unserem Schicksal ihren Körper auf ganz neue und sensiblere Weise kennenlernen. Steffi empfindet das genauso:

„Seit ich mich mit meiner Krankheit auseinandersetzen musste, habe ich eine ganz andere Körperwahrnehmung entwickelt. Es ist ein Prozess, aber ich übe mich darin, die Signale meines Körpers immer besser deuten zu können und achtsamer zu sein. Mittlerweile habe ich auch meine Einstellung gegenüber Operationen und Hörgeräten vollkommen verändert. Während Hörgeräte für mich als Jugendliche unvorstellbar waren, würde ich heutzutage jede Chance ergreifen, die mir ein besseres Hörvermögen ermöglicht. Selbst wenn es Risiken gibt.“

Steffis wichtigster Ratschlag, den sie anderen Betroffenen auf den Weg gibt:

„Hört immer auf euer Bauchgefühl und holt euch bestenfalls mehrere Meinungen von Ärzten ein. Auch wenn ihr unsicher oder ängstlich vor einer Operation seid, aus meiner eigenen Erfahrung lege ich es allen Betroffenen ans Herz, diese Option so früh wie möglich in Betracht zu ziehen, um Schlimmeres zu vermeiden. Eines kann ich versichern: Das Gefühl, wieder besser hören zu können, ist unbeschreiblich schön und wertvoll!“

Danke, Steffi, dass du mit deiner positiven Einstellung als ermutigendes Beispiel vorangehst.

6.4 Erfahrungsbericht von Tatjana

Geburtsjahr: 1992
Betroffenes Ohr: links
Operation: links 2020
Betäubung: Vollnarkose
Klinik: MediaPark Klinik Köln
Symptome vor der OP: zunehmende Schwerhörigkeit, Tinnitus, Ohrensausen und -klopfen
Komplikationen nach der OP: keine
Besonderheiten: keine

Wenn Tatjana heute an ihre Operation zurückdenkt, ist sie von einer Tatsache fest überzeugt:

„Das Schlimmste an der ganzen OP sind die eigenen Gedanken und Ängste, die man sich vorher macht. Der Eingriff selbst und die Zeit danach sind natürlich nicht das Schönste, was man sich vorstellen kann. Aber tatsächlich nur halb so wild, wie ich mir ausgemalt hatte."

Und diese Worte stammen aus dem Mund einer Person, die so große Angst vor diesem Eingriff hatte, dass sie die Entscheidung über mehrere Jahre hinweg hinausgezögert hatte. In dieser Zeit versuchte Tatjana sogar, ihre Krankheit komplett zu ignorieren – bis sie die Symptome eines Tages nicht mehr aushalten konnte.

Die ganze Geschichte über ihre Otosklerose-Erfahrung und wie Tatjana es letztlich doch geschafft hat, ihre Angst vor der Operation zu überwinden, hat sie in einem spannenden Interview offenbart.

Das Ticken einer Armbanduhr

Es war im Jahr 2015, als Tatjana erstmals durch Zufall mit ihrer Schwerhörigkeit konfrontiert wurde. Sie unterhielt sich mit ihrer Mutter, die kurz zuvor bei einem HNO-Arzt gewesen war, um sich ihre Ohren säubern zu lassen.

„Meine Mutter erzählte mir, dass sie das Ticken einer Armbanduhr nicht mehr hören konnte, da ihre Ohren so stark verstopft waren. Ich war neugierig und hielt mir testweise einfach mal selbst meine Armbanduhr vor meine Ohren. In dem Moment, als ich feststellte, dass ich das Ticken rechts hören konnte, links jedoch nicht, war ich erst mal perplex“, berichtet Tatjana.

Doch die damals 23-Jährige dachte sich nichts Schlimmes dabei. Stattdessen vermutete sie, vielleicht genau wie ihre Mutter einfach etwas zu viel Schmalz im Ohr zu haben.

„Da ich eine stark ausgeprägte Angst vor Ärzten und Krankheitsdiagnosen habe, habe ich zunächst nichts unternommen. Außerdem machte sich die langsam eintretende Schwerhörigkeit in der Anfangszeit auch nicht sonderlich bemerkbar. Mit meinem anderen Ohr konnte ich schließlich noch sehr gut hören und so fiel mir der minimale

Hörverlust auf der linken Seite in Alltagssituationen zunächst nicht auf“, erklärt sie.

Zu dem Zeitpunkt ahnte sie noch nicht, dass sich ihr Empfinden innerhalb der nächsten zwei Jahre drastisch ändern würde.

Zwei Jahre später: Hörsturzgefühl in der Uni

Tatjana war gut im Verdrängen. Und zwar so gut, dass die Otosklerose alle Geschütze auffahren musste, um auf den Ernst der Lage aufmerksam zu machen. Es war an einem Tag in 2017, als Tatjana zuhause plötzlich von dem Gefühl eines starken Hörsturzes überrollt wurde. Eigentlich hätte sie an dem Tag eine Vorlesung in der Uni gehabt. Stattdessen führte sie ihre Krankheit an diesem Tag zu einem Arzt.

„Mein Ohr machte komplett dicht und fühlte sich richtig taub an. Gleichzeitig trieben mich der Tinnitus und ein starkes Klopfgeräusch im Ohr in den Wahnsinn. Ich kämpfte so sehr mit mir. Doch mir war klar, dass ich langsam nicht mehr drumherum kam, zum Arzt zu gehen und mich meiner Angst zu stellen“, verrät sie.

Nach ein paar Hörtests wurde Tatjana jedoch erstmal mit einer Dosis Kortison abgefertigt, da ihr Arzt einen Hörsturz vermutete. Schon in diesem Moment schlug ihr Bauchgefühl Alarm, weil sie spürte, dass irgendwas nicht stimmte. Rückblickend hat ihr Bauchgefühl recht behalten.

Verdachtsdiagnose ohne Empathie

Natürlich wirkte das Kortison nicht, sodass Tatjana entschied, einen anderen Arzt aufzusuchen und vereinbarte einen Termin in einer Klinik in Köln. Doch auch hier machte sie eine ernüchternde Erfahrung.

„Die Ärzte haben mich regelrecht auf den Kopf gestellt und sämtliche Hörtests durchgeführt. Doch am Ende standen sie zu dritt vor mir und schauten sich einfach nur gegenseitig ratlos an. Das hat meine Angst vor Krankheitsdiagnosen nicht gerade gemindert. Im Gegenteil. Als plötzlich von einem CT des Felsenbeins die Rede war, brach Panik in mir aus. Ich dachte, ich hätte vielleicht einen Tumor oder Krebs“, offenbart Tatjana aufgewühlt.

Obwohl diese Situation mittlerweile ein paar Jahre zurückliegt, ist auch jetzt noch spürbar, wie tief diese Erinnerung in ihr verankert ist. Denn die Zeit bis zu der Verdachtsdiagnose der Otosklerose war für Tatjana die reinste Tortur.

„Ich war fix und fertig, als der Termin für das CT anstand. Auch wenn ich erstmal aufatmen konnte, da ich glücklicherweise keinen Tumor hatte, war ich danach trotzdem nicht viel entspannter. Denn als die Ärzte mit dem Begriff ‚Otosklerose‘ um die Ecke kamen, verstand ich nur Bahnhof. Ich wurde kaum aufgeklärt und fühlte mich mit der Botschaft völlig allein gelassen. Das Einzige, was ich nach diesem Termin wusste, war, dass ich zwei Optionen hatte: entweder ich lasse mich operieren oder ich mache einfach nichts und warte ab“, erzählt sie.

Intuitiv machte Tatjana an diesem Tag aus ihrer Not heraus das, was wohl die meisten Betroffenen nach der Diagnose machen: googeln!

Horrorgeschichten und Tatjanas Schutzmechanismus

„Es war überhaupt keine gute Idee, über das Internet mehr über die Krankheit herausfinden zu wollen! Ich las eine Horrorgeschichte nach der anderen. Und mit jeder weiteren Geschichte wuchs meine Angst ins Unermessliche. Was machte ich also? Nichts! Mein innerer Schutzmechanismus schaltete wieder in den Verdrängungsmodus“, so Tatjana.

Dieses Mal klappte es jedoch nicht so gut wie zwei Jahre zuvor, als die Otosklerose noch im Anfangsstadium war. Die Symptome wurden stetig belastender, denn der Tinnitus und das Ohrensausen machten immer stärker auf sich aufmerksam. Tatjana hörte mittlerweile einseitig so schlecht, dass auch ihr Sozialleben darunter litt. Ihre Hörschwelle bewegte sich auf dem betroffenen Ohr in den tiefen und mittleren Frequenzen bereits bei 50 dB, wie das folgende Tonaudiogramm aus 2019 zeigt:

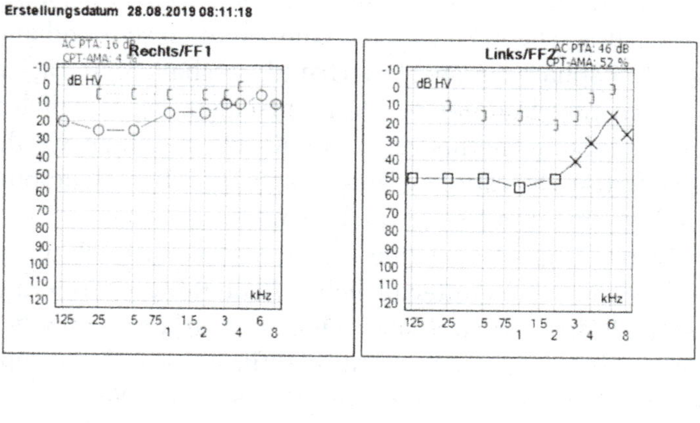

„Obwohl mein anderes Ohr noch gut funktionierte, war der einseitige Hörverlust enorm beeinträchtigend im Alltag. Im Laufe des Jahres 2019 war es dann nicht mehr auszuhalten und ich wagte einen erneuten Anlauf. Über ein paar Erfahrungsberichte im Internet bin ich auf eine Klinik in Lünen aufmerksam geworden, die für erfolgreiche Otosklerose-Operationen bekannt sein soll", erzählt sie.

Die Suche nach der „richtigen" Klinik

Die meisten Otosklerose-Betroffenen kennen die Verunsicherung, wenn es um die Suche nach der Klinik für eine Operation geht. Vor allem die Frage, wie oft in der jeweiligen Klinik Otosklerose-Operationen durchgeführt werden, steht ganz oben auf der Liste. Doch neben der fachlichen Erfahrung spielt ein weiterer Aspekt eine große Rolle: die Atmosphäre! Insbesondere für Tatjana war dieser Punkt aufgrund ihrer Angst vor der OP ausschlaggebend.

Den Kontakt zu der Klinik in Lünen hat sie positiv in Erinnerung. Die Ärztin schien kompetent zu sein und auch die Atmosphäre passte. Der Grund, weshalb sich Tatjana dennoch für eine andere Klink entschied, lag lediglich in der Betäubungsmethode. In der Klinik in Lünen werden Otosklerose-Operationen nur unter örtlicher Betäubung durchgeführt. Ein No-Go für Tatjana.

„Es war und ist aufgrund meiner Angst für mich unvorstellbar, mich nur unter örtlicher Betäubung operieren zu lassen. Wäre mir in Lünen eine Vollnarkose ermöglicht worden, hätte ich mich vermutlich für die Klinik entschieden. Doch aus dem Grund führte mich mein Weg letztlich wieder nach Köln. Und darüber bin ich unbeschreiblich glücklich, denn ich habe schließlich doch noch die Klinik gefunden, in der ich mich aufgehoben, verstanden und emphatisch behandelt fühlte“, erzählt die heute 28-Jährige.

Es gibt sie: Ärzte mit Empathie und Menschlichkeit

Als Tatjana von ihrem ersten Besuch in der MediaPark Klinik in Köln berichtet, sprüht sie nahezu mit jeder Faser ihres Körpers vor Dankbarkeit.

„Es handelt sich um eine Privatklinik. Doch auch Kassenpatienten lege ich ans Herz, sich hier nach den Möglichkeiten für eine Operation zu informieren. Das gesamte Personal in der Klinik ist unglaublich kulant und lieb und hilft dabei, eine Lösung zu finden“, erklärt Tatjana, „Schon der Empfang dort ist sehr herzlich und hatte von Anfang an eine beruhigende Wirkung auf mich. Doch vor allem der Arzt, der mich später auch operierte, hat mich von der ersten Sekunde an überzeugt. Nicht nur mit seiner Fachkompetenz, sondern insbesondere mit seiner Menschlichkeit. Er informierte mich umfangreich über die Otosklerose und hat mir überhaupt keinen Druck wegen einer Operation gemacht. Obwohl meine Schwerhörigkeit schon stark vorangeschritten war, hat er mich zu nichts gedrängt. Das hat meine Angst ein gutes Stück gebremst.“

Sie befand sich gerade im Übergang zwischen Studium und Job und hatte kurzzeitig überlegt, erstmal ins Berufsleben einzusteigen, bevor sie den Eingriff durchführen lässt. Doch schließlich haben sie die starken Ohrgeräusche davon überzeugen können, sich doch schon vor dem Jobbeginn operieren zu lassen. Außerdem konnte sie schon gar nicht mehr zuordnen, aus welcher Richtung die Umgebungsgeräusche kamen, zum Beispiel wenn ihre Mitbewohnerin sie aus einem anderen Raum heraus rief.

Die Operation – drei Jahre nach Symptomanfang

Im November 2020 war es dann so weit. Drei Jahre nachdem ihre Symptome angefangen hatten, lag Tatjana in der MediaPark Klinik in Köln auf dem OP-Tisch. Ihre Angst hatte sie nur überwunden, weil sie dem Arzt vertraute und sich in der Klinik gut aufgehoben fühlte. Nervös bis in die Knochen war sie natürlich dennoch.

„Der Eingriff selbst hat mir gar nicht die größte Angst gemacht, sondern der Gedanke an den Moment danach. Ich hatte Sorge, dass das Steigbügel-Implantat möglicherweise zu einem bleibenden Schwindel führt. Wegen dieser Vorstellung habe ich mich am meisten verrückt gemacht“, berichtet Tatjana.

Sie wurde unter Vollnarkose operiert und der gesamte Eingriff verlief ohne Komplikationen. Obwohl nach der OP zunächst ihre Horror-Vorstellung eintrat, blieb Tatjana den Umständen entsprechend entspannt.

„Tatsächlich war mir nach der OP erstmal schwindelig. Das Gefühl war aber längst nicht so schlimm, wie ich es mir ausgemalt hatte“, erzählt sie, „Deswegen war ich einfach nur froh, als ich drei Tage später nach Hause in meine eigenen vier Wände durfte, um mich auszuruhen.“

Die Genesungszeit und Tatjanas Tamponaden-Trick

Genau wie ihre Operation verlief auch die Genesungszeit ohne Komplikationen. Tatjana vergleicht diese Zeit gerne mit einer starken Grippe:

„Natürlich gibt es schönere Zustände, als frisch operiert zu sein. Man muss sich schon vor Augen führen, dass in den Körper eingegriffen wird. Doch meiner Meinung nach ist beispielsweise eine starke Grippe viel anstrengender und schlimmer als die Genesung nach der Otosklerose-Operation. Nur der anfängliche Schwindel und ein klirrendes Gefühl im Ohr waren unangenehm. Ab dem vierten Tag nach dem Eingriff habe ich für eine Weile nicht mehr viel geredet, weil ich den Klang meiner eigenen Stimme nicht ertragen konnte, während die Tamponade noch lag“, berichtet Tatjana.

Also zog sie sich zurück, hörte auf ihren Körper und versuchte, sich so gut es ging zu entspannen.

Solange die Gehörgangstamponade im Ohr liegt, sollten Betroffene keine voreiligen Schlüsse über ihr Hörvermögen ziehen. Es ist normal, dass der Klang äußerer Geräusche und auch der eigenen Stimme erst mal komisch und ungewohnt sein können. Um sich regelmäßig zu beruhigen, fand Tatjana einen Trick heraus:

„Ich hatte mir unter der Tamponade etwas ganz anderes vorstellt – eher eine Art weiche Watte anstatt so ein hartes Material. Doch dass es so hart war, war tatsächlich gut! Denn als ich eines Tages ganz vorsichtig von außen mit meinem Finger leicht an der Tamponade gekratzt habe, stellte ich fest, dass ich dieses Kratz-Geräusch ziemlich gut hören konnte. Dieser Moment hat mich enorm beruhigt und mir signalisiert, dass scheinbar alles gut verlaufen war."

Der erste Hörtest nach der OP

Und genau so war es! Vierzehn Tage nach ihrer Operation stand der Termin zur Entfernung der Tamponade auf dem Plan. Während die einen Betroffenen berichten, dass ihr Kreislauf dabei in den Keller rutschte, war das Prozedere für Tatjana ein Spaziergang:

„Nach den ganzen Horrorgeschichten dachte ich wirklich, das Ziehen der Tamponade sei an der ganzen Sache der unangenehmste Part. Dabei empfand ich es wirklich als lächerlich. Ehrlich gesagt habe ich es nicht einmal gespürt", berichtet sie.

Das Erste, was ihr durch den Kopf ging, als die Tamponade raus war, war Dankbarkeit darüber, dass sie keinerlei Schwindel hatte. Wie sich die OP auf ihr Hörvermögen ausgewirkt hatte, realisierte sie erst, als sie ein paar Minuten später in der Kabine für den ersten Hörtest saß:

„Es war so spannend! Ich erinnere mich noch genau an den Moment, als die ersten Töne über den Kopfhörer ertönten. Es war einfach nur krass! Plötzlich konnte ich wieder klar hören", berichtet Tatjana.

Nicht nur in der Hinsicht war ihre Operation ein voller Erfolg. Auch ihre starken Symptome waren nach der Operation verschwunden. Lediglich ein leichter Tinnitus ist geblieben. Tatjana sagt, dass dieser aber schon eh und je ihr Begleiter ist und sie nur selten stört. Die Hauptsache ist, dass sich das laute Klopfgeräusch und die zum Schluss immer häufiger auftretenden Hörsturz-Gefühle nahezu verschwunden sind.

Dankbarkeit und Erkenntnisse durch die Otosklerose

Zum Zeitpunkt dieses Berichts ist Tatjanas OP gerade einmal sechs Monate her. Heute ist ihr Hörvermögen auf dem operierten Ohr durchschnittlich sogar fast noch besser als auf der anderen Seite. Das Hörtestergebnis sechs Monate nach der OP beweist den Erfolg Schwarz auf Weiß:

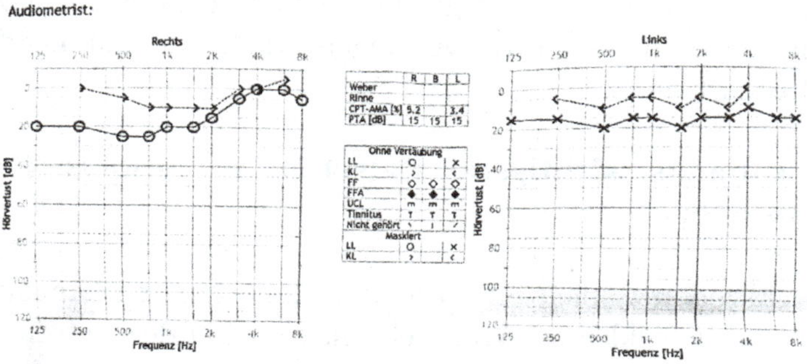

Nur ab und zu klirrt es noch ein wenig in ihrem Ohr, wenn sie mit lauten, hellen Tönen konfrontiert wird – zum Beispiel wenn ihre Hündin bellt. Ansonsten hat sie kaum noch Einschränkungen. Manchmal geht ihr Ohr noch zu. Sie sagt, dass ihr ein vorsichtiger Druckausgleich in diesen Momenten aber meistens hilft.

„Sollte mein rechtes Ohr im Laufe der nächsten Jahre auch betroffen sein, steht für mich schon jetzt fest, dass ich mich wieder in der Klinik in Köln operieren lasse und schiebe die Entscheidung nicht so lange vor mir her. Wenn ich dann in der Situation bin, bin ich bestimmt erneut nervös und ängstlich, aber jetzt weiß ich, was auf mich zukommt. Und vor allem weiß ich, was das Schlimmste an der ganzen Sache ist: die eigenen Gedanken“, betont Tatjana.

Was Tatjana am meisten aus der Erfahrung mit ihrer Krankheit und der Operation gelernt hat, ist, dass nichts im Leben – und erst recht nicht die eigene Gesundheit – selbstverständlich ist.

„Es klingt vielleicht wie eine Floskel, doch mir hat meine Krankheit vor Augen geführt, dass es Menschen mit ganz anderen Schicksalsschlägen gibt. Ich bin jeden Tag dankbar dafür, wie es bei mir gelaufen ist und dass es mir jetzt mit meinem neuen Hörvermögen wieder so gut geht“, offenbart sie.

Tatjanas wichtigster Ratschlag für andere Betroffene:

„Akzeptanz spielt eine wichtige Rolle für den Umgang mit der Otosklerose! Wer sich unsicher bei der Entscheidung für oder gegen eine Operation ist, sollte nichts überstürzen.

Mein Tipp ist, immer auf das Bauchgefühl zu hören, sich mit der Krankheit zu befassen und eine Klinik zu suchen, in der man sich aufgehoben fühlt. Und danach ist nur noch eines wichtig: eine Entscheidung Entscheidung sein zu lassen. Falls also bei einer Operation doch etwas schiefgeht, dann sollten sich Betroffene eines vor Augen führen: dass sie keine falsche Entscheidung getroffen haben, sondern dass sie alles getan haben, was in ihrer Macht stand.

Und last but not least: Denkt immer daran, dass im Internet mehr Schlechtes als Gutes verbreitet wird. Deswegen findet ihr auch mehr Horror- als Erfolgsstories."

Danke Tatjana, dass du als positives Beispiel vorangehst, dass hinter der Angst oftmals die größten Erfolgserlebnisse warten.

6.5 Erfahrungsbericht von Annabel

Geburtsjahr: 1989
Betroffenes Ohr: rechts und links
Operation: rechts 2015 + Revisionsoperation rechts 2015, links 2016
Betäubung: örtliche Betäubung (in allen drei Fällen)
Klinik: Universitätsklinikum Tübingen
Symptome vor der OP: zunehmende Schwerhörigkeit, Tinnitus
Komplikationen nach der OP: 8 Tage nach der 1. OP Implantat rechts verrutscht + Implantat war zu klein
Besonderheiten: Revisionsoperation rechts, trägt rechts zwischendurch ein Hörgerät

Annabel ist das passiert, was für die meisten Otosklerose-Betroffenen vermutlich das Horror-Szenario darstellt: Bereits acht Tage nach ihrer ersten Steigbügel-Operation ist ihr frisch eingesetztes Implantat verrutscht. Die Folge? Eine Revisionsoperation nur drei Monate nach dem ersten Eingriff. Welche Gedanken ihr in dieser Zeit durch den Kopf gingen, wie sie mit der Situation umgegangen ist und welche Entscheidungen sie traf, hat sie ausführlich in einem Interview für dieses Buch verraten. So viel schon vorab: Obwohl es bei ihr zu Komplikationen kam, bereut sie keine ihrer Entscheidungen und sie sagt, dass sie diese Erfahrungen stark gemacht haben. Sie würde sich jederzeit wieder für die Operationen entscheiden.

Diagnose und die nüchterne Reaktion des Arztes

Es war Ende 2014, als Annabels Chef ihr angeraten hatte, einen HNO-Arzt aufzusuchen. Im ersten Moment war die damals 25-Jährige etwas pikiert, im zweiten überrascht. Sie hatte zwar schon selbst festgestellt, dass Telefonate mit dem Hörer am rechten Ohr akustisch immer anstrengender wurden. Doch dass selbst ihre Kolleginnen, Kollegen und sogar ihr Chef bereits so deutlich spürten, dass mit ihren Ohren etwas nicht stimmte, damit hatte sie nicht gerechnet. Zunächst vermutete sie, dass ihre Ohren wieder verstopft sein könnten, da sie von einer starken Ohrenschmalzproduktion betroffen ist. Der Arzttermin im Januar 2015 konfrontierte sie jedoch mit einer anderen Diagnose:

„Ich erinnere mich noch genau an den Tag. Es war mitten in der Woche, als ich nach der Arbeit noch am Abend zu meinem HNO-Arzt fuhr. Er spülte wie immer meine Ohren aus, doch dieses Mal konnte ich danach nicht besser hören. Nach verschiedenen Hörtests war für meinen Arzt sofort klar, dass ich unter Otosklerose leide. Ich verstand erst mal nur Bahnhof. Doch mein Arzt blieb absolut nüchtern und emotionslos“, erzählt Annabel.

Vermutlich können die meisten Otosklerose-Betroffenen, die vor der Diagnose keine Berührungspunkte mit der Krankheit hatten, Annabels Ratlosigkeit nachvollziehen. Und die Reaktion ihres Arztes sorgte nicht gerade für Beruhigung und Zuversicht.

Hörgerät für den Übergang und das erste Aha-Erlebnis

„Mein Arzt war schon älteren Semesters und ging mit der Diagnose ziemlich kühl um. Er riet mir voller Überzeugung davon ab, mich operieren lassen. Er war der Meinung, bei diesem Eingriff könne zu viel schiefgehen. Stattdessen vertröstete er mich mit einem Rezept für ein Hörgerät. In dem Moment dachte ich nur: ein Hörgerät mit 25? Na, herzlichen Glückwunsch."

Annabels Erfahrung ist ein Weckruf dafür, wie wichtig es ist, die Verantwortung für unsere Gesundheit selbst in die Hand zu nehmen. Denn auch wenn es natürlich grundsätzlich sinnvoll ist, den Ratschlägen der Ärzte zu vertrauen, ist es genauso wichtig, auch in sich selbst hineinzuhorchen, den eigenen Körper und dessen Signale wirklich zu deuten zu lernen. Und Annabels Bauchgefühl widersprach bereits zu diesem Zeitpunkt der Meinung ihres Arztes. Doch sie war verunsichert und löste nach der Diagnose zunächst das Rezept für ihr Hörgerät ein. Schon als sie das Gerät zum erstem Mal trug, hatte sie ihr erstes Aha-Erlebnis: „Ich hatte nicht damit gerechnet, dass ich auf natürliche Weise offensichtlich schon so schlecht gehört habe. Mit dem Hörgerät war plötzlich alles so viel lauter und klarer. Daraufhin fing ich an, mich im Internet über diese

Krankheit schlauzumachen. Doch was ich fand, war erst mal verunsichernd anstatt ermutigend. Ich las eine Horrorstory nach der anderen", verrät Annabel.

Verunsicherung durch den Arzt und Horrorgeschichten

Eigentlich nicht verwunderlich, dass sie im Internet zunächst auf Horrorgeschichten gestoßen war. Die meisten Menschen sind nun einmal sehr gut darin, sich schneller kundzutun, wenn es etwas zu beklagen gibt, als wenn alles in Ordnung ist. Es ist ganz ähnlich wie mit den Nachrichten: Über Katastrophen wird gefühlt so viel mehr berichtet als über gute Dinge. Annabel ist sich selbst daher umso dankbarer dafür, dass sie sich nicht so sehr von diesen Stories hat einschüchtern lassen, sondern auf ihre Intuition gehört hat. Und die sagte ihr: „Hol dir eine zweite Meinung ein!"

Ungefähr fünf Wochen nach der Diagnose entschied sie, sich diese zweite Meinung in der Universitätsklinik Tübingen einzuholen. Nach den obligatorischen Hörtests war die Einschätzung der Ärzte eindeutig: Sie sollte bestenfalls so früh wie möglich operiert werden! Ihr wurde in der Klinik nahegelegt, dass es bei der Otosklerose besser sei, die OP im Anfangsstadium durchzuführen, um mögliche weitere beeinträchtigende Konsequenzen zu verhindern.

Annabels Verunsicherung war groß: Erst die Meinung ihres HNO-Arztes gegen die OP, dann die Horror-Geschichten im Internet und nun doch eine Empfehlung für den Eingriff. Ihre Mutter legte Annabel ans Herz, in einer weiteren Klinik in Frankfurt einen Termin zu vereinbaren. Gesagt, getan. Doch auch hier rieten ihr die Ärzte, sich zeitnah operieren zu lassen und hatten ihr dafür die Klinik in Tübingen empfohlen.

Die Entscheidung für die Operation stand fest

Nach dem zweiten Klinik-Termin stand Annabels Entscheidung fest. Sie wollte sich in Tübingen operieren lassen. Zu der Entscheidung bewegt hatte sie einerseits ihr Bauchgefühl und andererseits das Vertrauen in die Meinung der zwei großen Kliniken.

„Diese Kliniken führen öfter Eingriffe dieser Art durch. Ich war mir sicher, dass diese Ärzte meine Situation und die Aussichten besser einschätzen konnten als mein HNO-Arzt, der diese Operation selbst nicht vornimmt“, erklärt Annabel.

Kurz vor ihrer ersten Operation auf der rechten Seite war sie in den tiefen und mittleren Frequenzen bereits mittelgradig schwerhörig, wie das folgende Hörtestergebnis zeigt:

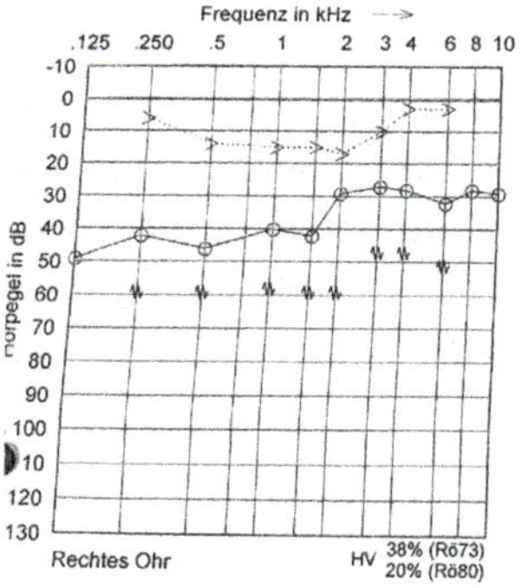

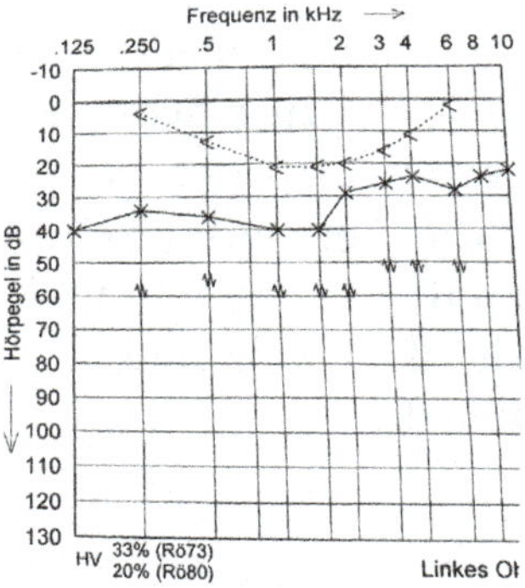

Und dann ging es ruckzuck. Schon im April 2015, nur drei Monate nach der Verdachtsdiagnose, sollte ihre erste Operation stattfinden – eigentlich. Warum eigentlich? Weil Annabels Geschichte so holprig weiterging, wie sie angefangen hatte.

„Ich werde diesen Tag niemals vergessen. Früh morgens brachte mich meine Mutter in die Klinik. Ich wurde meinem Zimmer zugeteilt und sollte dann darauf warten, im Laufe des Tages für meine Operation abgeholt zu werden. In der Zwischenzeit bereiteten mich die Krankenschwestern schon mit den obligatorischen Beruhigungs- und Schmerzmitteln auf die OP vor. Und dann lag ich einfach da. Die Stunden vergingen. Es wurde immer später und mein Magen knurrte immer lauter. Schließlich sollte ich ab dem Vorabend nüchtern bleiben. Es war bereits nachmittags als mir eine Krankenschwester mitteilte, dass die OP an dem Tag doch nicht mehr stattfinden würde, weil sich der Arzt aus Konzentrationsgründen nicht mehr dazu in der Lage fühlte. Ich wusste nicht, was ich sagen sollte und war einfach nur perplex“, berichtet Annabel.

Ein solcher Vorfall stellt sicher eine Ausnahme dar, die im ersten Moment vielleicht für Empörung sorgt, im zweiten aber zu einem ganz anderen Gedanken anregt: Wie verantwortungsvoll es von dem Arzt war, die OP abzusagen, anstatt ein Risiko einzugehen und einen solch kniffligen Eingriff durchzuführen. Auch Annabel sagt, dass sie diesen Vorfall rückblickend gar nicht so schlimm findet.

Der zweite Anlauf für die erste OP

Sie bekam einen neuen Termin für Mai und war beim zweiten Anlauf sogar wesentlich entspannter, da sie den Anfangsprozess schon kannte und wusste, was auf sie zukommen würde. Dieses Mal hatte auch alles geklappt und sie wurde schon vormittags unter örtlicher Betäubung operiert.

„Die OP selbst war ziemlich unspektakulär. Ich wurde im Vorfeld über den genauen Ablauf informiert und hatte während des Eingriffs keine Schmerzen oder Ängste. Was wirklich beeindruckend war, war der Moment, als der Arzt das Implantat einsetzte und ich tatsächlich von jetzt auf gleich wieder mehr hören konnte. Ein verrücktes Gefühl", erzählt Annabel.

Die OP verlief ohne Komplikationen und Annabel blieb für insgesamt drei Tage im Krankenhaus. Anders als in den meisten Fällen wurde sie nur für zehn Tage krankgeschrieben. Doch schon am achten Tag nach der OP suchte sie noch mal vorsichtshalber die Klinik auf, da sie eine leichte Blutung im Ohr festgestellt hatte. Die Ärzte sahen zu dem Zeitpunkt keinen Grund zur Besorgnis. Erst zwei Tage später, als die Gehörgangs-Tamponade entfernt wurde, stellten sie fest, dass etwas nicht stimmte.

Der Moment, als das Implantat vermutlich verrutschte

„Das Gefühl, als die Tamponade entfernt wurde, kann ich kaum in Worte fassen. Es war zunächst sehr unangenehm und dann vernahm ich nur noch einen extremen

Schwindel und Übelkeit. Abgesehen davon hatte ich eigentlich damit gerechnet, nach der Freilegung wieder besser hören zu können, doch das Gegenteil war der Fall. Ich hörte so gut wie nichts mehr auf dem operierten Ohr", erzählt Annabel.

Schnell war klar, dass das Implantat verrutscht sein musste. Auf die Frage, was in dem Moment ihr erster Gedanke war, antwortet sie:

„Tatsächlich kam mir zuerst mein HNO-Arzt in den Kopf, der mir von der OP abgeraten hatte. Aber den Gedanken habe ich glücklicherweise auch genauso schnell wieder verworfen, wie er gekommen war. Denn heute weiß ich: Trotz dieses Ausnahmevorfalls war die OP wichtig und richtig."

Auf diesen Tag folgten drei Monate, in denen Annabel mit einem stark eingeschränkten Hörvermögen fertig werden musste. Durch das verrutschte Implantat lag ihre Hörschwelle durchschnittlich nur noch bei rund 50 dB mit Tendenz zu 60 dB, wie das folgende Hörtestergebnis zeigt. Dieses ist kurz nach der Entfernung der Tamponade entstanden:

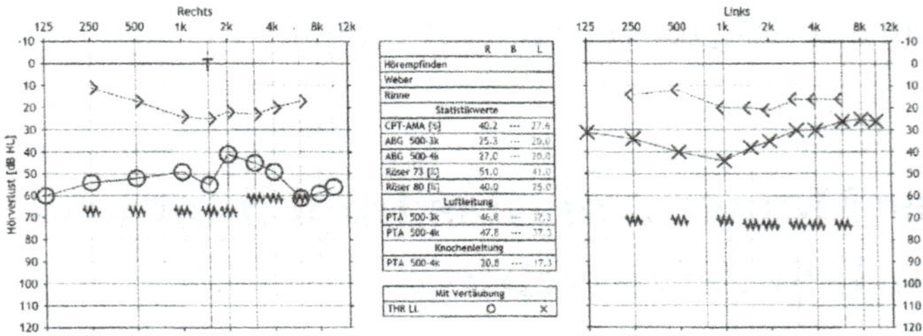

Auch Hörgeräte konnten ihr Hörvermögen in der Zeit nicht positiv beeinflussen. Sie schaffte es dennoch, die Ruhe zu bewahren, da sie fest davon ausging, dass dies nur ein Übergangszustand war. Sie hatte bereits den Termin für die Revisionsoperation im Kalender stehen und fieberte darauf hin.

Eine Revisionsoperation ist kein Spaziergang

Scheinbar gehen die Meinungen über den notwendigen Abstand zwischen der Erst- und Revisionsoperation auseinander. Während viele Ärzte raten, mindestens sechs Monate vergehen zu lassen, lag Annabel bereits drei Monate nach ihrem ersten Eingriff schon wieder auf dem OP-Tisch. Da der Eingriff erneut unter örtlicher Betäubung durchgeführt werden sollte, war sie zunächst sprachlos, als sie derselbe Arzt begrüßte, der sie beim ersten Mal operiert hatte:

„Ich wusste, dass eine Revision so kurz nach einem Mittelohr-Eingriff kein Spaziergang sein würde. Deswegen hatte ich in den Vorgesprächen energisch kommuniziert, dass ich von dem Chefarzt operiert werden möchte. Als dann jedoch nicht der Chefarzt, sondern der Arzt von der ersten Operation vor mir stand, war ich zunächst aufgewühlt“, erzählt Annabel, „Er sagte nur ganz trocken, dass er seinen eigenen Fehler selbst beheben wolle.“

Auch wenn Annabel in dem Moment am liebsten aufgestanden und gegangen wäre, fasste sie all ihren Mut zusammen und versuchte, dem Arzt erneut zu vertrauen. Schließlich lag sie schon auf dem OP-Tisch, hatte die Beruhigungsmittel bereits eingenommen und die örtliche Betäubung war vollzogen. Die Operation verlief technisch gut, doch wie Annabel den Eingriff erlebte, hat sich in ihr Gedächtnis eingebrannt.

Verlauf der Korrektur und ein größeres Implantat

„Ich hatte damit gerechnet, wie beim ersten Mal kaum etwas von dem Eingriff zu spüren. Doch das Gegenteil war der Fall: Ich hatte Schmerzen“, erinnert sie sich, „Mir wurde heiß und kalt zugleich. Trotz zusätzlicher Schmerzmedikamente, war der Eingriff schlimm. Dabei klammerte ich mich die ganze Zeit über nur an einem Gedanken fest: Bloß nicht bewegen“, verrät Annabel.

Dass sie trotz örtlicher Betäubung und Medikamente Schmerzen verspürte, lag daran, dass das Narbengewebe in ihrem Ohr von der ersten Operation einfach noch zu frisch gewesen war.

„Der Abstand zur ersten Operation war offensichtlich zu kurz. Dadurch konnte das frische Narbengewebe in meinem Ohr die Betäubung nicht annehmen“, berichtet Annabel.

Als der Eingriff vorbei war, konnte Annabel aufatmen. Nicht nur, weil die Schmerzen verschwanden, sondern vor allem, weil der Arzt die Ursache für die Hörverschlechterung nach der ersten OP ausfindig machen konnte:

„Das erste Implantat war nicht nur verrutscht – es war zu klein! Daher setzte der Arzt bei der Korrektur-OP ein größeres Implantat ein. Zehn Tage nach der OP bekam ich bei der Tamponaden-Entfernung die Bestätigung dafür, dass dieses Mal zum Glück alles gut verlaufen war. Mit durchschnittlich 20 bis 30 dB Hörvermögen in den mittleren Frequenzen ist das Endergebnis nicht ganz so gut, wie ursprünglich angestrebt. Doch dass es nicht bei der starken Schwerhörigkeit geblieben ist, ist für mich das Einzige, was zählt“, erklärt Annabel.

Hier zur Veranschaulichung das Hörtestergebnis, das rund zwei Monate nach ihrer Revisionsoperation entstanden ist:

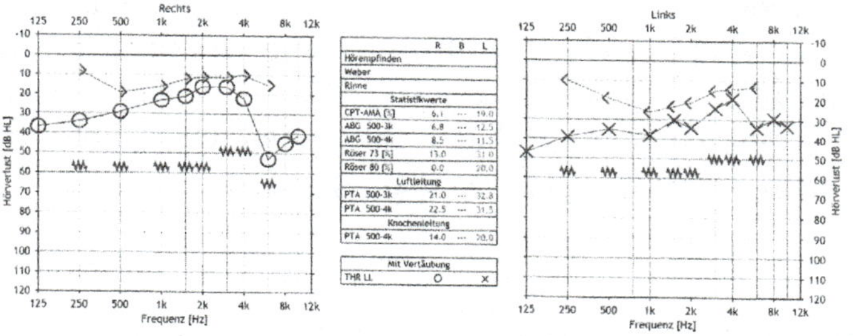

Entscheidung für eine Operation auf dem zweiten Ohr trotz der Komplikationen beim ersten Mal

Wie bei den meisten Otosklerose-Betroffenen konnte sich auch Annabel noch nicht entspannt zurücklehnen. Ihr linkes Ohr war ebenfalls von der Otosklerose betroffen. Man könnte meinen, sie hätte sich nach ihrer ersten Erfahrung zehnmal überlegt, ob sie die Operation überhaupt durchführen lassen soll. Doch tatsächlich hat sich Annabel nicht abschrecken lassen und sich ohne Zweifel für eine weitere OP in der Uniklinik Tübingen entschieden. Jedoch unter einer Bedingung:

„Bei meinem zweiten, dem linken Ohr habe ich darauf bestanden, vom Chefarzt operiert zu werden“, berichtet Annabel.

Gerade einmal ein halbes Jahr nach der Korrektur-OP ließ sie sich ihr linkes Ohr operieren. Dieses Mal legte tatsächlich – wie von ihr gewünscht – der Chefarzt die Hand an.

„Während der Operation teilte mir der Arzt mit, dass ich ein besonders schwieriger Fall sei, da meine Gehörgänge anscheinend außergewöhnlich eng seien“, ergänzt Annabel.

Vermutlich kam es bei ihrer ersten Operation auch deshalb zu den Komplikationen.

Operation ohne Komplikation mit tollem Hörergebnis

Zum Glück verlief der Eingriff bei ihrem linken Ohr trotz erschwerter Umstände einwandfrei – und vor allem schmerzfrei. Ihr Hörvermögen konnte sich auf dem linken Ohr dank der OP von durchschnittlich 30 bis 40 dB Hörverlust auf rund 20 bis 25 dB bessern. Das bedeutet: Normalhörigkeit auf der linken Seite!

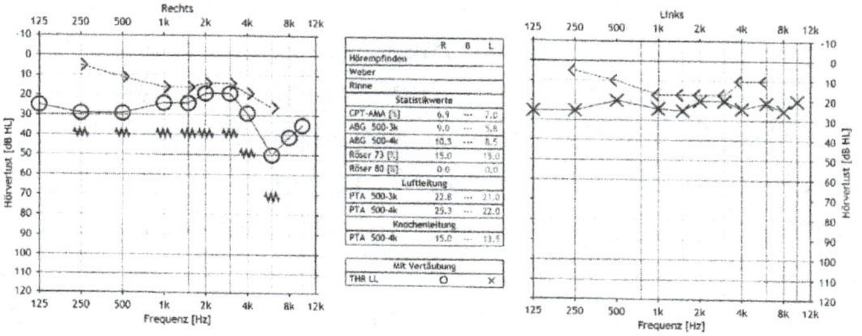

Annabel kann nicht in Worte fassen, wie glücklich sie darüber ist, dass sie trotz ihrer ersten Erfahrung den Mut hatte, sich auch auf der linken Seite operieren zu lassen.

„An dem Tag, als die Gehörgangs-Tamponade entfernt wurde und ich plötzlich wieder so gut hören könnte, bekam ich die Bestätigung dafür, die richtige Entscheidung getroffen zu haben“, so Annabel.

Die Ursache für die Otosklerose ist in Annabels Fall unklar

Das Hörgerät für ihr rechtes Ohr verbringt seitdem mehr Zeit in der Schublade als in ihrem Ohr. Sie trägt es nur noch ab und zu beim Fernsehen oder im Büro, um das Ohr zwischenzeitlich mit einem stärkeren Impuls zu konfrontieren. Ihr HNO-Arzt hatte ihr dazu geraten. Ginge es nach ihrem Gefühl, würde sie vermutlich gar nicht mehr zu dem Gerät greifen.

Insgesamt ist Annabel dankbar, wie gut sie wieder hören kann. Und sie ist sich sicher, dass sie ohne die Operationen heute schwerhörig wäre. Nur eine Sorge treibt sie seit ungefähr einem Jahr herum: dass bei ihr die Ursache für die Otosklerose nicht eindeutig geklärt ist.

„Eine Vererbung kann es nicht sein. Meine Mama kann Schnecken husten hören – so gut ist ihr Hörvermögen. Da es auch sonst keine familiären Vorgeschichten gibt, vermute ich einen Zusammenhang mit Hormonschwankungen. Ich habe vor fünf Monaten die Pille abgesetzt und nehme seitdem den Tinnitus auf meinem rechten Ohr lauter wahr. Was mich verunsichert ist, dass nun auch auf dem linken Ohr ein anhaltender Tinnitus entstanden ist“, erklärt Annabel, „Es kann aber auch sein, dass die Ohrgeräusche einfach nur mit mentalem Stress zusammenhängen. Bislang hatte ich auf der linken Seite immer nur dann einen Tinnitus, wenn ich extrem gestresst war. Da die letzten Monate tatsächlich mit viel Stress verbunden waren, kann die Ursache auch darin wurzeln.“

Körperbewusstsein bei Stress ist das A und O

Unser Ohr ist ein hochkomplexes und sensibles Organ, das bei vielen Menschen stressanfällig ist. Selbst Nacken- oder Kieferverspannungen können einen vorübergehenden Tinnitus verursachen oder verstärken. Dennoch ist Annabels Angst nachvollziehbar, dass diese Symptome vielleicht doch mit der Otosklerose in Verbindung stehen. Der Gedanke liegt natürlich nahe. Ihr Plan ist es, ihren physischen wie auch psychischen Zustand weiterhin genau zu beobachten. Und ganz egal, wie sich ihre Otosklerose-Situation in Zukunft entwickelt, eines kann ihr niemand mehr nehmen: das Selbstvertrauen und die innere Stärke, die sie durch ihre Krankheit erlangt hat.

„Ich bin stolz und froh, meinem Bauchgefühl vertraut und jede der drei Operationen in Angriff genommen zu haben. Denn wer weiß, welche irreparablen Beeinträchtigungen die Krankheit im weiteren Verlauf noch mit sich gebracht hätte, wenn ich mich anders entschieden hätte“, sagt sie zum Abschluss des Gesprächs.

Annabels wichtigster Ratschlag für andere Betroffene:

„Glaubt an euch! Ihr seid stärker, als ihr denkt und eure Gesundheit ist das Wichtigste. Hört daher immer auf euer Bauchgefühl in Kombination mit dem Vertrauen in die Klinik-Ärzte.“

Vielen Dank, Annabel, dass du mit deiner bewegenden Geschichte zeigst, dass es sich lohnt, an sich und die Chancen zu glauben – selbst wenn es zu Komplikationen kommt und die Dinge zunächst anders verlaufen als erwartet.

6.6 Erfahrungsbericht von Natascha

Geburtsjahr: 1992
Betroffenes Ohr: links
Operation: links August 2021
Betäubung: Vollnarkose
Klinik: MediaPark Klinik Köln
Symptome vor der OP: zunehmende Schwerhörigkeit, Tinnitus, Schwindel
Komplikationen nach der OP: keine
Besonderheiten: Ohrbeschwerden seit der Geburt

Natascha weiß nicht, wie es sich anfühlt, normal hören zu können:

„Ich habe schon seit meiner Geburt Probleme mit den Ohren. Bis heute können mir die Ärzte nicht sagen, was genau der Auslöser dafür sein könnte. Familiär sind keine Vorgeschichten bekannt."

Eine Vermutung für ihre Beschwerden ist eine Schwangerschaftsvergiftung ihrer Mutter. Doch egal, was letztlich der wahre Grund für Nataschas Beeinträchtigungen ist, an ihrer Vergangenheit ändert die Gewissheit darüber nichts.

Während die meisten Kinder aus ihrem Umfeld damals unbeschwert spielen konnten, verbrachte Natascha schon in jungen Jahren viel Zeit bei Ärzten und in Therapien.

Neben ihren Ohrbeschwerden kämpfte sie zudem mit Sprachstörungen und besuchte daher eine Logopädin. Regelmäßige Hörtests und Klinik-Aufenthalte waren für sie somit von Stunde Null an Normalität. Das bedeutet jedoch nicht, dass ihr diese Termine leicht gefallen sind. Im Gegenteil. Mit jedem weiteren Klinik-Besuch verankerten sich negative Gefühle. Und an einen ganz speziellen Termin im Jahr 2007 erinnert sie sich mit Gänsehaut auf dem Armen zurück.

Der größte Schockmoment beim HNO-Arzt

„Ich war gerade einmal 15 Jahre jung, als ich mich wegen eines starken Schwindelgefühls erneut von meinem HNO-Arzt untersuchen ließ. Eigentlich war ich Arztbesuche und -untersuchungen ja bereits gewohnt. Doch an diesem Tag stellte mein Arzt eine Vermutung in den Raum, bei der es mir noch heute kalt den Rücken herunterläuft, wenn ich mich zurückerinnere“, erzählt Natascha, „Es war der größte Schock für mich, dieses Wort aus dem Mund meines Arztes zu hören. Plötzlich war von einem Hirntumor die Rede. Ich hatte einfach nur Panik und regelrecht einen Kloß im Hals.“

Vermutlich kann sich niemand, der eine solche Hiobsbotschaft nicht selbst erlebt hat, in die Angst hineinversetzen, die Natascha in den folgenden Tagen begleitet haben muss. Sie bemühte sich, schnell einen Röntgentermin zu bekommen, um nicht länger mit dieser angsteinflößenden Ungewissheit leben zu müssen. Glücklicherweise musste sie nicht lange auf den Termin warten. Und es war für sie die pure Erleichterung, als das Röntgenbild ihres Kopfs schließlich Entwarnung gab. Kein Hirntumor!

Weitere Symptome und die Vermutung auf Otosklerose

Auch wenn Natascha in dem Moment aufatmen konnte, war dennoch eines weiterhin unklar: Was hatte es mit ihren belastenden Symptomen auf sich? Zu der bereits vorherrschenden Schwerhörigkeit und dem Schwindel gesellte sich kurze Zeit später auch ein anhaltender Tinnitus. Es war noch in demselben Jahr, als Natascha schließlich mit einer Verdachtsdiagnose konfrontiert wurde, die des Rätsels Lösung versprach: Otosklerose.

Vorbelastet von verschiedensten Vermutungen, unzähligen Tests und Untersuchungen reagierte Natascha so, wie vermutlich die meisten von uns im Jugendalter reagiert hätten: Sie machte mental dicht. Den Vorschlag, die Schwerhörigkeit mit Hörgeräten auszugleichen, lehnte die damals 15-Jährige vehement ab. Und auch für anderweitige Optionen war sie nicht empfänglich.

„Ich war verzweifelt und wollte in meinem jugendlichen Leichtsinn alles mit mir alleine ausmachen“, verrät Natascha.

Eine Reaktion, die sie rückblickend anders handhaben würde, wenn sie die Zeit zurückdrehen könnte:

„Je älter ich wurde, desto anstrengender wurden die Belastungen und Auswirkungen. Manchmal denke ich, dass ich es besser schon früher in Angriff hätte nehmen sollen, mich den möglichen Behandlungsoptionen zu stellen. Denn je länger man wartet und verharrt, desto schlimmer kann es werden."

Der Auslöser für die Entscheidung zur Operation

Die Zeit zurückdrehen kann Natascha nicht. Dafür setzt sie heute alles daran, dass es ihr gesundheitlich besser geht. Sie hat sich sogar bereits für einen operativen Eingriff entschieden. Der Auslöser für diese Entscheidung war, dass sie in 2019 schubartig einen zunehmenden Hörverlust und ein noch stärkeres Schwindelgefühl feststellte. Als wir das Interview für dieses Buch führten, stand ihr die Operation noch bevor, und bestimmt können sich viele Betroffene, die die Operation erst noch vor sich haben, mit Nataschas Gefühlen und Gedanken identifizieren.

„Ich habe Angst, dass meine Symptome im Laufe der nächsten Jahre noch schlimmer werden und habe mich daher für diese Operation entschieden. Meine größte Sorge ist nicht der Eingriff an sich, sondern dass die Ärzte während des Eingriffs vielleicht feststellen, dass ich doch nicht an Otosklerose erkrankt bin", sagt Natascha, „Auch wenn bei mir alle Hör- und Stimmgabeltests darauf hindeuten, dass ich von der Otosklerose betroffen bin, gibt es die hundertprozentige Gewissheit eben erst, wenn das Trommelfell aufgeschnitten wurde und der Operateur einen Blick in mein Mittelohr werfen kann."

Kontakt zu anderen Betroffenen über Social-Media und die Wahl der Klinik

Unmittelbar nach ihrer Entscheidung für die OP machte sich Natascha im Internet auf die Suche nach Informationen und Erfahrungsgeschichten von anderen Betroffenen. Die Ergebnisse waren mau. Doch sie ist glücklich und dankbar, dass sie schließlich über Instagram Kontakt zu einer anderen Betroffenen knüpfen konnte. Mit dieser tauschte sie sich über die Otosklerose aus und wurde in ihrer Entscheidung für die Operation bestärkt. Auf diesem Kontakt basiert auch Nataschas Wahl für die Klinik, in der sie sich unter Vollnarkose operieren lassen wird:

„Die Betroffene, die ich über Instagram fand, hat den Eingriff in der Mediapark Klinik in Köln durchführen lassen und hat mir diese Klinik von ganzem Herzen empfohlen. Sie wurde dort an ihrem linken Ohr aufgrund ihrer Otosklerose operiert – ohne Komplikationen und mit einem richtig guten Hörergebnis", so Natascha.

Bei der Betroffenen handelt es sich um Tatjana, deren Geschichte ebenfalls in diesem Buch Platz gefunden hat.

Nataschas Gefühlslage vor der OP und ihre Zuversicht

Natürlich ist Natascha nervös, wenn sie an ihre bevorstehende OP denkt. Was ihr jedoch besonders Kraft und Mut gibt, ist ihre Hoffnung, dass sich ihr Hörvermögen dadurch bessern kann und dass der belastende Schwindel und der Tinnitus möglicherweise endlich verschwinden oder zumindest ein wenig abklingen.

Ein Hörtestergebnis wenige Wochen vor der Operation zeigt, wie schwerhörig Natascha mittlerweile auf ihrem linken Ohr ist:

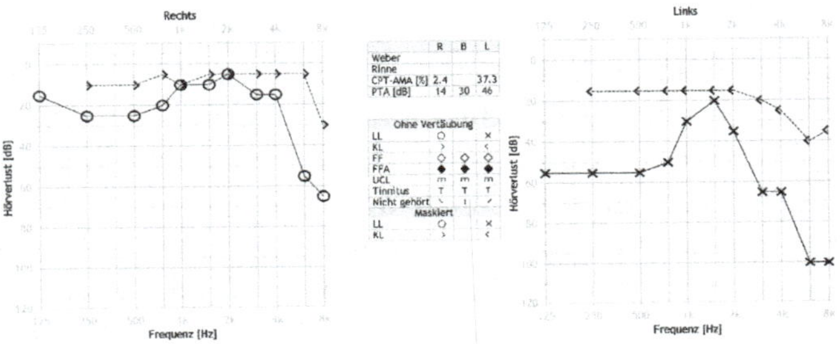

„Es klingt verrückt, aber ich stelle mir jetzt schon vor, wie schön es wohl sein wird, mit dem linken Ohr telefonieren zu können. Das Größte wäre natürlich, wenn sogar meine Konzentrationsschwierigkeiten und Müdigkeitserscheinungen dadurch gelindert werden“, verrät Natascha.

Als Erzieherin in einem Kindergarten ist Natascha täglich einer anstrengenden Akustik-Kulisse ausgesetzt, die viel Konzentration und Energie erfordert. Diese Anstrengung nimmt sie jedoch in Kauf, weil sie ihren Job liebt. Mehr noch! Durch ihn hat sie sogar ihre Herzensmission entdeckt.

Aus ihrer Krankheit ist eine Herzensmission entstanden

„Es bedeutet mir viel, den Kindern, die selbst unter gesundheitlichen Beschwerden leiden, mit meinem eigenen Erfahrungsschatz helfen zu können. Denn ich glaube, dass nur Menschen, die diese Gedanken und Gefühle selbst erlebt haben, sich wirklich in diese Kinder hineinversetzen können. Ich weiß, wie es sich anfühlt, wenn einem schon als Kind von der Gesellschaft vermittelt wird, dass man aufgrund gesundheitlicher Beeinträchtigungen keine guten Zukunftsaussichten hat. Selbst die Ärzte haben mir damals das Gefühl gegeben, dass aus mir nichts wird, und haben mich anders behandelt als andere Kinder", erzählt Natascha.

Besonders schmerzhaft ist für sie noch heute das Desinteresse anderer Menschen, Sätze zu wiederholen, wenn Natascha sie aufgrund ihrer Schwerhörigkeit nicht versteht. Ihre Worte können vermutlich die meisten Otosklerose-Betroffenen nachvollziehen, die ebenfalls unter einer starken Schwerhörigkeit leiden:

„Ich habe manchmal das Gefühl, dass meine Schwerhörigkeit mit Dummheit gleichgesetzt wird. Das tut weh. Denn nur, weil ich etwas akustisch nicht verstehe und häufiger nachfragen muss, bedeutet das nicht, dass ich dumm bin."

Die Ohrbeschwerden haben Natascha stärker gemacht

Ich bin berührt von Nataschas Worten – und gleichzeitig erschrocken darüber, wie unsere Gesellschaft in mancherlei Hinsicht gestrickt ist. Denn wer Natascha auch nur fünf Minuten lang zuhört, weiß sofort, dass sie alles andere als dumm ist. Ich habe Natascha als warmherzige und aufgeschlossene Persönlichkeit kennengelernt. Was mich besonders begeistert, ist Nataschas positive Einstellung, mit der sie ihre Krankheit betrachtet:

„Diese ganzen Hürden, Einschränkungen und Erlebnisse aufgrund meiner Ohrbeschwerden haben mich wachsen lassen und stärker gemacht. Früher war ich sehr schüchtern und habe mich teilweise nicht einmal getraut, zu telefonieren oder mit Menschen zu sprechen. Doch ich wollte daran arbeiten und habe aus meinem Schicksal eine Tugend gemacht. Dazu hat auch meine Berufswahl zur Erzieherin beigetragen und ich bin bis heute froh, diesen Weg eingeschlagen zu haben. Denn ich bin viel selbstbewusster und habe meine persönliche Mission darin gefunden, andere Kinder mit meiner eigenen Erfahrung zu unterstützen."

Was als Interview über unsere gemeinsame Krankheit, die Otosklerose, startete, endete mit einer emotionalen Reise in Nataschas Seelenleben. Eine Geschichte, die zeigen soll, dass es immer Wege und Möglichkeiten gibt, das Positive in seinem eigenen Schicksal zu finden. Und dass jeder die Kraft in sich trägt, sein Leben so zu formen, dass es einen erfüllt. Ihre Geschichte soll ein Appell an alle Betroffenen sein, sich der eigenen Stärken – trotz oder sogar wegen der Otosklerose – bewusst zu werden.

Nataschas wichtigster Ratschlag für andere Otosklerose-Betroffene:

„Handelt nicht leichtsinnig, indem ihr eure Krankheit verdrängt und aus Angst zu lange wartet, bis ihr Maßnahmen ergreift. Holt euch im Zweifelsfall immer eine zweite Meinung ein, wenn ihr euch noch zu unsicher seid. Und tauscht euch mit anderen Betroffenen aus! Vor allem, wenn es um die Wahl der Klinik für eine Operation geht, empfehle ich jedem, sich echte Meinungen von Betroffenen einzuholen, die bereits operiert wurden."

Danke, Natascha, für deine ermutigende Geschichte und den Appell, die inneren Stärken durch die Otosklerose zu entdecken!

Update August 2021:

Kurz vor Veröffentlichung dieses Buchs wurde Natascha erfolgreich operiert. Während des Eingriffs bestätigte sich die Verdachtsdiagnose, dass sie von Otosklerose betroffen ist. Der Operateur entfernte ihren natürlichen Steigbügel und setzte ein Implantat in der Größe von 0,4 x 4,5 mm ein. Die OP verlief ohne Komplikationen und Natascha befindet sich derzeit in der Genesungsphase.

KAPITEL 7

Abschlussimpuls

Natürlich empfindet jeder Betroffene seine Situation mit der Otosklerose und die Symptome individuell. Daher habe ich in diesem Buch viel Wert darauf gelegt, verschiedene Sichtweisen und Ausgangssituationen zu beleuchten. Insbesondere die Erfahrungsgeschichten sollen dir verdeutlichen, dass es für unsere Lebensqualität einen zentralen Unterschied macht, ob wir mit oder gegen unsere Krankheit arbeiten – und zwar unabhängig davon, wie sie sich entwickelt und verläuft. Denn Fakt ist: Wir können die Otosklerose nicht wegzaubern und derzeit auch noch nicht heilen. Daher bleibt uns nichts anderes übrig, als mit ihr umgehen zu lernen und sie als einen Teil von uns anzunehmen. Als einen Teil, der uns sicher oftmals vor Herausforderungen stellt, dafür aber auch eine unglaubliche Chance bietet, über uns hinauszuwachsen und stärker zu werden.

Vielleicht kennst du das Zitat von Tony Robbins: „Energy flows where attention goes". Auf Deutsch heißt das so viel wie: Deine Energie fließt dorthin, wohin du deine Aufmerksamkeit richtest. Richtest du nun all deine Aufmerksamkeit auf deinen belastenden Tinnitus, deine Schwerhörigkeit oder deine Angst vor der weiteren Entwicklung, dann werden sich nicht nur deine Gedanken stetig um diese negativen Aspekte drehen. Auch deine Energie fließt dorthin. Und das führt dazu, dass sich die Symptome und Ängste in deiner Empfindung nur verstärken. Du gibst ihnen mehr Aufmerksamkeit und somit auch den Raum, immer größer und präsenter zu werden. Richtest du deinen Fokus stattdessen auf positive Dinge, nimmst du deiner Krankheit in dem Moment die Macht, dich zu beeinträchtigen.

Finde heraus, was diese positiven Dinge sind, die deinen Fokus von deinen Symptomen und Ängsten ablenken. Es könnte beispielsweise besondere Dankbarkeit für deine anderen Sinne sein. Oder die Freude, deine Lieblingssportart oder ein tolles Hobby ausüben zu können. Du könntest deinen Tinnitus sogar als liebevolles Warnsignal deines Körpers erachten, das dich vor Stress schützen möchte. Dann wäre er nicht mehr negativ, sondern positiv verknüpft, wenn er sich das nächste Mal lauter zu Wort meldet.

Wie in meinem eigenen Erfahrungsbericht erwähnt, gehören selbstverständlich auch Angst, Frust und Schmerz zum Leben dazu. Du sollst diese Gefühle nicht unterdrücken – auch nicht im Zusammenhang mit deiner Krankheit. Das würde auf Dauer nur zu einer inneren Spannung führen, weil du deine Emotionen verdrängst. Lass sie ruhig zu, wenn sie sich bemerkbar machen. Wichtig ist nur, dass du dir jederzeit über diese Gefühle bewusst bist und sie achtsam reflektierst. Und wann immer du dich dabei erwischt, in eine negative Gedankenspirale abzudriften, erinnere dich daran, dass du dich selbst aus der Situation befreien kannst, indem du deinen Fokus wieder auf etwas Schönes richtest. Du hast jederzeit die Macht über deine Gedanken! Gib sie nicht in die Hände deiner Krankheit ab.

Mein größtes Ziel ist es, dir mit diesem Buch dabei zu helfen, die Otosklerose besser zu verstehen. Und vor allem liegt es mir am Herzen, dir viele wertvolle Impulse für deinen Umgang mit der Krankheit auf den Weg gegeben zu haben. Oft reicht schon ein Perspektivwechsel, um die eigene Situation auf neue Weise zu erleben und daraus Kraft zu schöpfen. Wenn du dich gerne mit anderen Betroffenen austauschen möchtest und eine Hilfestellung bei diesem Perspektivwechsel brauchst, dann schließe dich gerne dem Netzwerk an:

https://austausch.otosklerose-erfahrung.de

Ich wünsche dir von Herzen alles Gute für deinen weiteren Weg mit der Otosklerose.

Über die Autorin

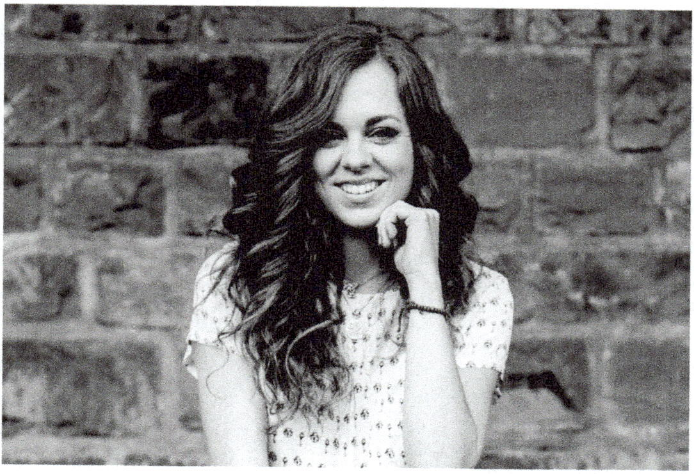

Tabea Lettau hat an der Universität Siegen Sprache und Kommunikation und Wirtschaftswissenschaften studiert. Bereits während ihres Studiums machte sie sich als Redakteurin selbstständig. Im Jahr 2018 bekam sie die Verdachtsdiagnose, von Otosklerose betroffen zu sein, was sich im Frühjahr 2019 bei ihrer ersten Operation bestätigte. Nachdem es bei ihrer zweiten Operation, Anfang 2021, zu Komplikationen kam, fasste Tabea Lettau den Entschluss, öffentlich über die Ohrenkrankheit aufzuklären. Mit ihrem Buch und Forum möchte sie anderen Betroffenen und deren Angehörigen dabei helfen, die Krankheit besser zu verstehen, mit den Symptomen umgehen zu lernen und Ängste abzubauen.

Glossar

A

Amboss (lat. Incus): Zweites Gehörknöchelchen im Mittelohr

Audiometrie: Hörtest, bei dem verschiedene Funktionen des Gehörs untersucht werden

Autosomal-dominant: Die Art eines bestimmten Erbgangs; das Gen für das vererbte Merkmal liegt nicht auf einem Geschlechtschromosom (Genosom), sondern auf einem der anderen 22 Chromosomenpaare (Autosomen)

B

Basilarmembran: Eine Art Membran in der Hörschnecke, die den Schneckengang von der Paukentreppe trennt; auf ihr liegt das Corti-Organ

Bogengänge: Drei miteinander verbundene Schläuche, die ein Teil des Gleichgewichtsorgans sind

C

Chart-Senke: Wannenförmiger Verlauf einer Hörkurve, der darauf hindeuten kann, dass das Innenohr von Otosklerose betroffen ist

Corti-Organ: Schnittstelle in der Hörschnecke zwischen Schwingungen und Nervenimpulsen durch Haarzellen; es befindet sich im Schneckengang der Hörschnecke

CT / Computertomographie: Untersuchungsmethode mittels Röntgenstrahlen und Computertechnologien für digitale Schnittbilder der untersuchten Körperregion

D

Dezibel: Maßeinheit für die Lautstärke

E

Endolymphe: kaliumreiche Flüssigkeit im Schneckengang der Hörschnecke

Eustachi-Röhre / Ohrtrompete: Verbindungskanal zwischen Mittelohr und Rachen

F

Felsenbein: Knochenabschnitt der Schädelbasis

G

Gellé-Test: Stimmgabeltest zur Untersuchung der subjektiven Hörwahrnehmung

H

Hammer (lat. Malleus): Erstes Gehörknöchelchen im Mittelohr; mit dem Trommelfell verbunden

Herd bzw. Krankheitsherd: Gewebe, das sich nicht in seiner Normalfunktion befindet, sondern krankhaften Veränderungen unterliegt, die lokal begrenzt ist

Hertz: Maßeinheit für die Frequenz

Histologische Untersuchung: Gewebeproben-Untersuchung

Hörschnecke (lat. Cochlea): Hörorgan im Innenohr

K

Kapselotosklerose: Bezeichnung bei Ausbreitung der Otosklerose ins Innenohr

Knochenleitung: Übertragung von Schallwellen via Vibration über den Schädelknochen ans Innenohr

Knochenoszillator: Gerät, das bei einem Hörtest Töne in Form von Vibrationen über den Knochen hinter dem Ohr direkt ans Innenohr sendet

Knöchernes Labyrinth: Andere Bezeichnung für den Hohlraum im Felsenbein, der das Innenohr darstellt

Kombinierte Schwerhörigkeit: Hörbeeinträchtigung durch eine Schallleitungs- und Schallempfindungsstörung (sowohl Mittel- als auch Innenohr sind betroffen)

Kontrazeptivum: Verhütungsmittel

L

Labyrithkapsel: Knochen, der das Innenohr umgibt

Lokalanästhesie: Örtliche Betäubung

Luftleitung: Übertragung von Schallwellen über die Luft an das Mittel- und Innenohr

M

Membran: Dünne Haut

Menopause: Die letzte Menstruation im Leben einer Frau ohne Gebärmutterentfernung

O

Ovales Fenster: Membran, die den Übergang vom Mittelohr zum Innenohr an der Stelle der Steigbügelfußplatte darstellt

P

Paukenhöhle: Mit Luft gefüllte Höhle des Mittelohrs

Paukentreppe (lat. Scala tympani): Kanal innerhalb der Hörschnecke, der am runden Fenster beginnt

Perilymphe: Lymphähnliche Flüssigkeit in der Vorhof- und Paukentreppe der Hörschnecke

R

Reissnersche Membran: Eine Membran in der Hörschnecke, die den Schneckengang von der Vorhoftreppe trennt

Rinne-Test: Stimmgabeltest zur Untersuchung der subjektiven Hörwahrnehmung

Rundes Fenster: Membran unterhalb des ovalen Fensters, die den zweiten Übergang vom Mittelohr zum Innenohr darstellt

S

Schallempfindungsstörung: Beeinträchtigung des Hörvermögens durch Störungen im Innenohr oder bei der Umwandlung der akustischen Signale im Gehirn

Schallleitungsstörung: Beeinträchtigung der Übertragung von Schallwellen im äußeren Ohrbereich oder Mittelohr

Schneckengang (lat. Scala media oder Ductus cochlearis): Kanal innerhalb der Hörschnecke, in der das Corti-Organ liegt

Stapedotomie: Das gängigste Operationsverfahren bei Otosklerose zum Austausch des natürlichen Steigbügels gegen ein Implantat, Steigbügelfußplatte bleibt erhalten

Stapedektomie: Alternatives Operationsverfahren bei Otosklerose zum Austausch des natürlichen Steigbügels gegen ein Implantat, Steigbügelfußplatte wird entfernt

Stapesplastik: Anderer Begriff für Otosklerose-Operation

Steigbügel (lat. Stapes): Drittes Gehörknöchelchen im Mittelohr; bildet am ovalen Fenster den Übergang zum Innenohr

Steigbügelfußplatte: Teil des Steigbügels

T

Tamponade: Gehörgangsschutz nach Mittelohr-Operation

Tinnitus: Objektiv oder subjektiv wahrgenommene Ohrgeräusche, die keinen äußeren Schallwellen zuzuordnen sind

Tonaudiogramm: Hörkurve des subjektiven Hörvermögens mittels Hörtest

Trommelfell: Die Membran zwischen dem äußeren Gehörgang und Mittelohr

W

Weber-Test: Stimmgabeltest zur Untersuchung der subjektiven Hörwahrnehmung

V

Vollnarkose: Betäubungsmethode für Operationen, die einen schlafähnlichen Zustand herbeiführt

Vorhoftreppe (lat. Scala vestibuli): Kanal innerhalb der Hörschnecke, der am ovalen Fenster beginnt

Literaturverzeichnis

Böck, Katja Isabelle: Optische Messungen von Trommelfellbewegungen für die Entwicklung objektiver Anpassverfahren von MittelohrHörimplantaten. Dissertation, Medizinische Fakultät, Martin-Luther-Universität Halle-Wittenberg, 2020. Online unter URL: https://opendata.uni-halle.de/bitstream/1981185920/34229/1/Dissertation%20Katja%20B%C3%B6ck%20ULB.pdf (Stand: 01.07.2021)

Böhme, geb. Schiele, Susan: Hochauflösendes Felsenbein-CT nach Stapesplastiken. Dissertation, Medizinische Fakultät, Martin-Luther-Universität Halle-Wittenberg, 2003. Online unter URL: https://sundoc.bibliothek.uni-halle.de/diss-online/03/04H086/prom.pdf (Stand: 01.07.2021)

Goebel, Franziska: Langzeitverlauf des chronischen Tinnitus bei Patienten mit Hörsturz. Lärmschädigung und M. Menière, Dissertation, Fakultät für Humanmedizin, Technische Universität München, 2008. Online unter URL: https://mediatum.ub.tum.de/doc/620954/620954.pdf (Stand: 01.07.2021)

Hartmann, Martina: Zur Psychophysiologie des Tinnitus. Dissertation, Philosophische Fakultät, Christian-Albrecht-Universität Kiel, 2003. Online unter URL: https://core.ac.uk/download/pdf/250313263.pdf (Stand: 01.07.2021)

Heveling, Nicola: Analyse der Lebensqualität nach Stapesoperation. Eine retrospektive Studie, Dissertation, Medizinische Fakultät, Julius-Maximilians-Universität Würzburg, 2007. Online unter URL: https://opus.bibliothek.uni-wuerzburg.de/opus4-wuerzburg/frontdoor/deliver/index/docId/2600/file/hevelingdiss.pdf (Stand: 01.07.2021)

Köpke, Vanessa Alice: Einfluss der Cochlea Implantat Versorgung auf Sprachverstehen, Tinnitus, Lebensqualität und psychische Komorbiditäten bei Patienten mit Single-Sided Deafness. Dissertation, Medizinische Fakultät Charité, Universitätsmedizin Berlin, 2019. Online unter URL: https://refubium.fu-berlin.de/bitstream/handle/fub188/23964/diss_v.k%C3%B6pke.pdf?sequence=1&isAllowed=y
(Stand: 01.07.2021)

Otosklerose (o. J.): in: Wikipedia, Online unter URL: https://de.wikipedia.org/wiki/Otosklerose (Stand: 01.07.2021)

Otosklerose und Tinnitus (o. J.): in: Trias Wissen, das gut tut, Online unter URL: https://www.thieme.de/de/gesundheit/otosklerose-tinnitus-45194.htm
(Stand: 01.07.2021)

Schalldruckpegel (o. J.): in: Wikipedia, Online unter URL: https://de.wikipedia.org/wiki/Schalldruckpegel
(Stand: 01.07.2021)

Schmitt, Tanja: Sprachtestergebnisse und Einflussfaktoren auf die Sprachverständlichkeit nach Cochlea-Implantat-Versorgung. Dissertation, Medizinische Fakultät, Bayerische Julius-Maximilians-Universität Würzburg, 2004. Online unter URL: https://opus.bibliothek.uni-wuerzburg.de/opus4-wuerzburg/frontdoor/deliver/index/docId/889/file/Dissertation_Tanja_Schmitt_07_2004.pdf
(Stand: 01.07.2021)

Thomalla, Regina Marianne: Vergleichende Untersuchungen der Hörergebnisse von Patienten mit Stapesplastik bei Otosklerose. Dissertation, Medizinische Fakultät Charité, Universitätsmedizin Berlin, 2010. Online unter URL: https://refubium.fu-berlin.de/bitstream/handle/fub188/10535/Diss_RT.pdf?sequence=1
(Stand: 01.07.2021)

Zehner, Hans-Peter: Beethovens Taubheit: „Wie ein Verbannter muss ich leben", in: Deutsches Ärzteblatt, 2002, Online unter URL: https://www.aerzteblatt.de/archiv/34009/Beethovens-Taubheit-Wie-ein-Verbannter-muss-ich-leben
(Stand: 01.07.2021)

Haftungsausschluss